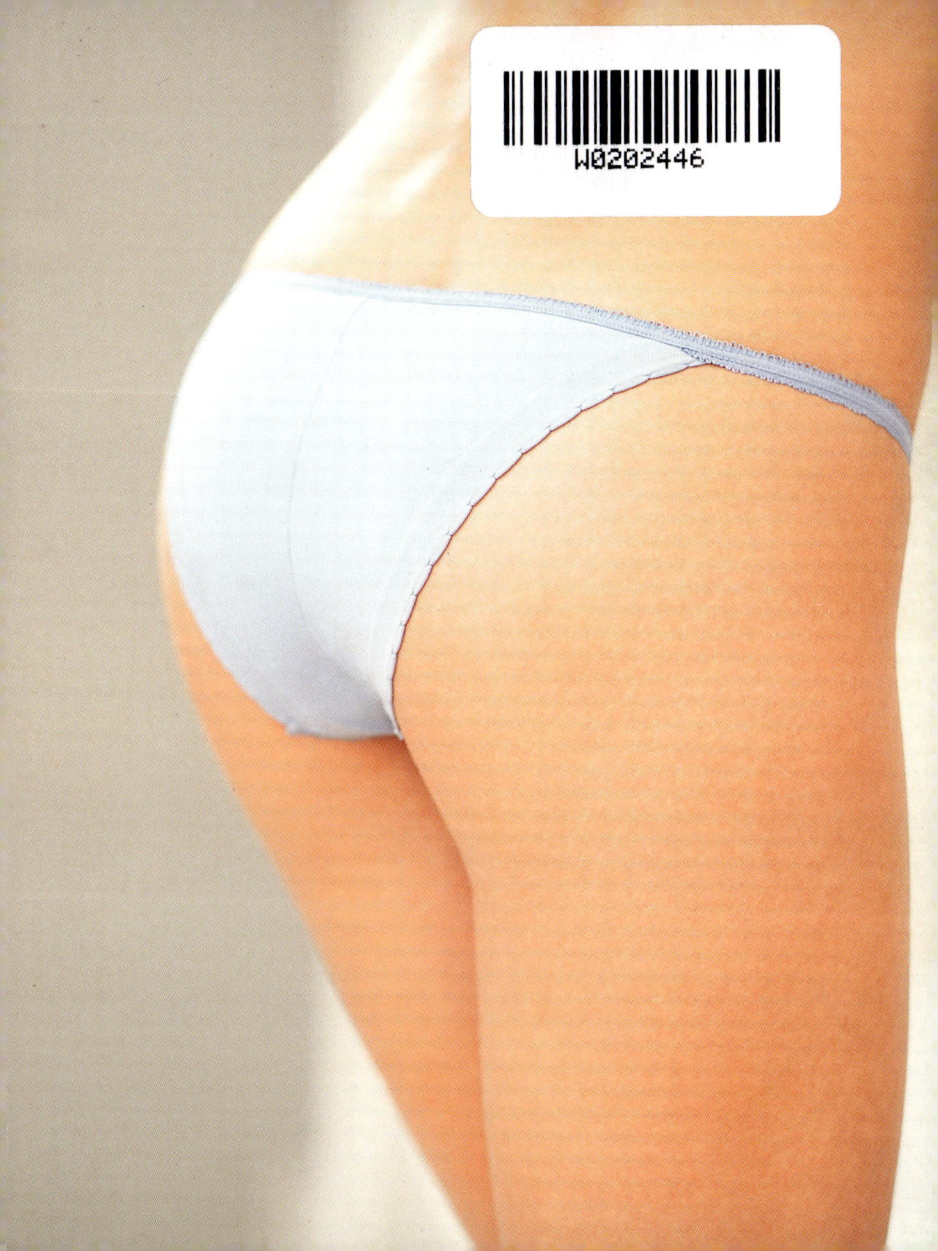

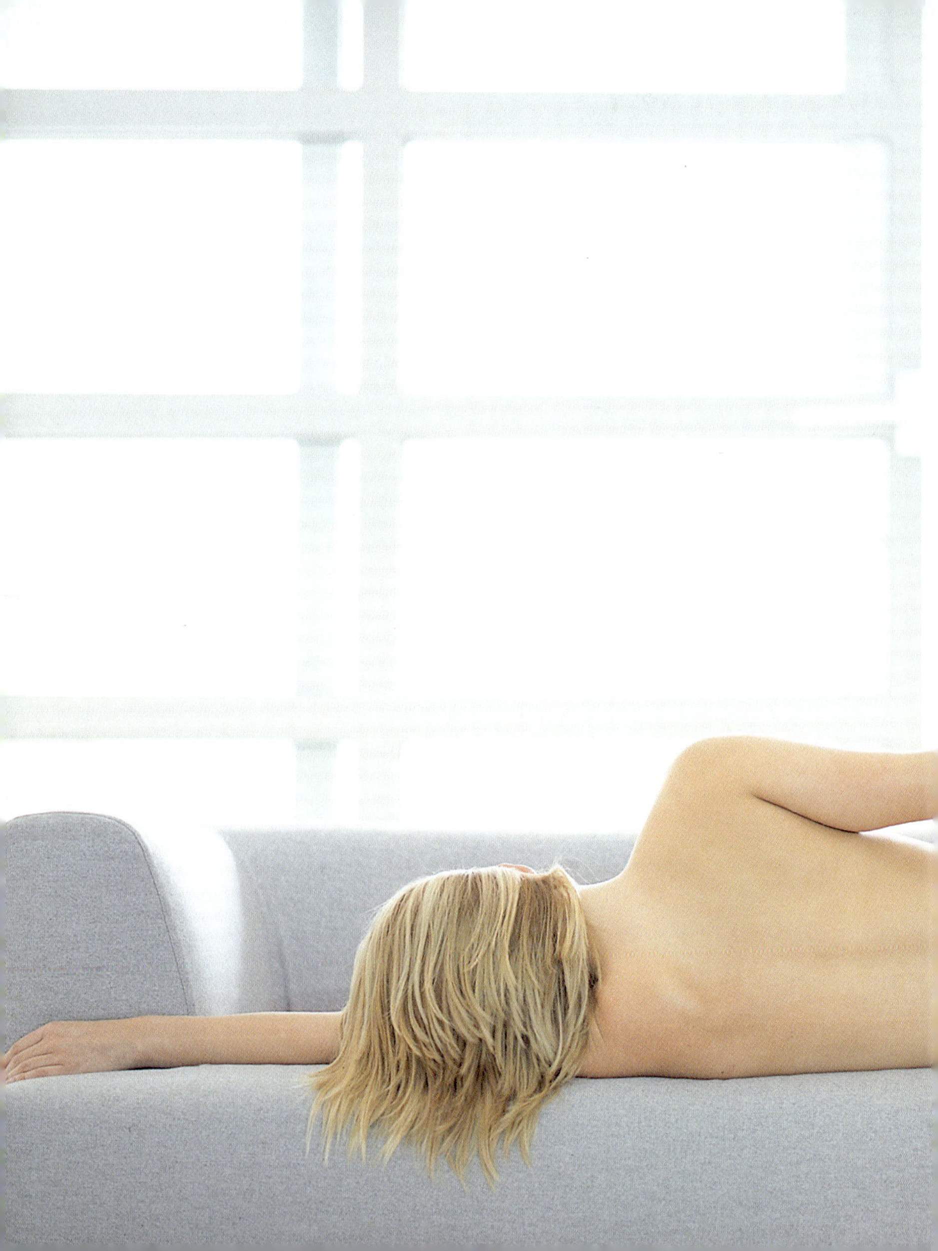

Matt Roberts

bauch & po

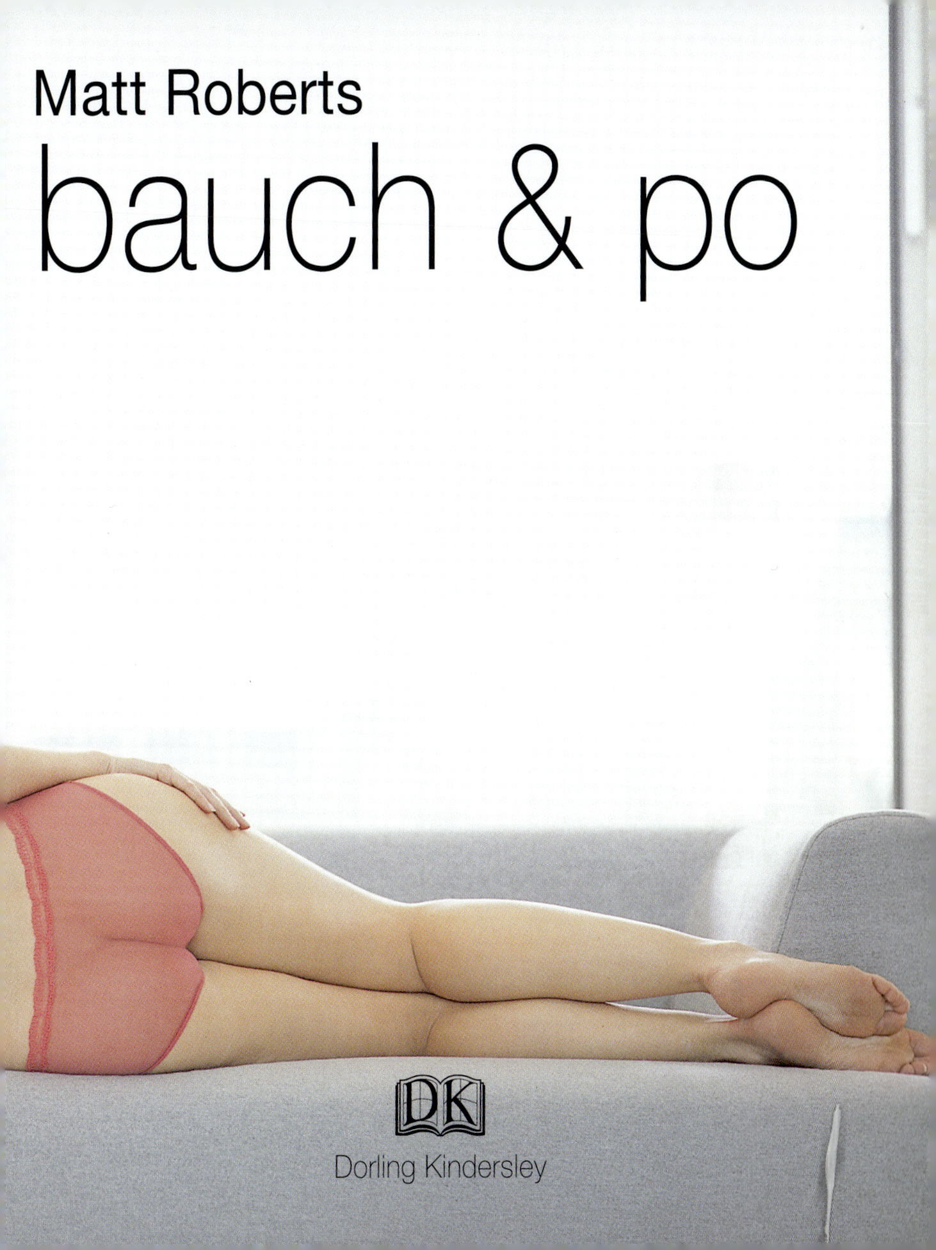

Dorling Kindersley

DK

LONDON, NEW YORK, MÜNCHEN, MELBOURNE, DELHI

Dieses Buch widme ich meiner Frau Helen

Redaktion Michael Fullalove, Anna Fischel

Bildbetreuung Janis Utton

Cheflektorat Gillian Roberts

Programmleitung Mary-Clare Jerram

Art Director Tracy Killick

DTP-Design Sonia Charbonnier

Herstellung Louise Daly

Fotos Russell Sadur

Bibliografische Information Der Deutschen Bibliothek
Die Deutsche Bibliothek verzeichnet diese Publikation in der Deutschen Nationalbibliografie;
detaillierte bibliografische Daten sind im Internet über http://dnb.ddb.de abrufbar.

Titel der englischen Originalausgabe: Bums & Tums

Übersetzung und Satz Christiane Burkhardt, textkontor

ISBN 3-8310-0485-4

Colour reproduction by GRB, Italy
Printed and bound in Singapore by Star Standard Industries (Pte) Ltd.

Besuchen Sie uns im Internet
www.dk.com

Hinweis

Die Informationen und Ratschläge in diesem Buch sind von den Autoren und vom Verlag sorgfältig erwogen und geprüft, dennoch kann eine Garantie nicht übernommen werden.

Eine Haftung der Autoren bzw. des Verlags und seiner Beauftragten für Personen-, Sach- und Vermögensschäden ist ausgeschlossen.

inhalt

6 Vorwort

10 Workout eins
Aerobisches Aufwärmtraining
Squats, Lifts und Bauchpressen
Fragen & Antworten Richtig in Form
Übungen mit dem Sitzball, Bauchpressen, Step-ups und schräge Bauchpressen
Fragen & Antworten Richtig essen
Ausfallschritte und Brücke
Wichtige Dehnübungen
Fragen & Antworten Workout-Forum

50 Workout zwei
Aerobisches Aufwärmtraining
Jump-Squats und die Brücke zur Seite
Fragen & Antworten Richtig essen
Übungsabfolge aus Ausfallschritten, Lifts, Step-ups und Bauchpressen
Fragen & Antworten Bauch-Basics
Anstrengende Übungen für Po und Bauch
Wichtige Dehnübungen
Fragen & Antworten In Form bleiben

92 Nützliche Informationen, Register, Dank

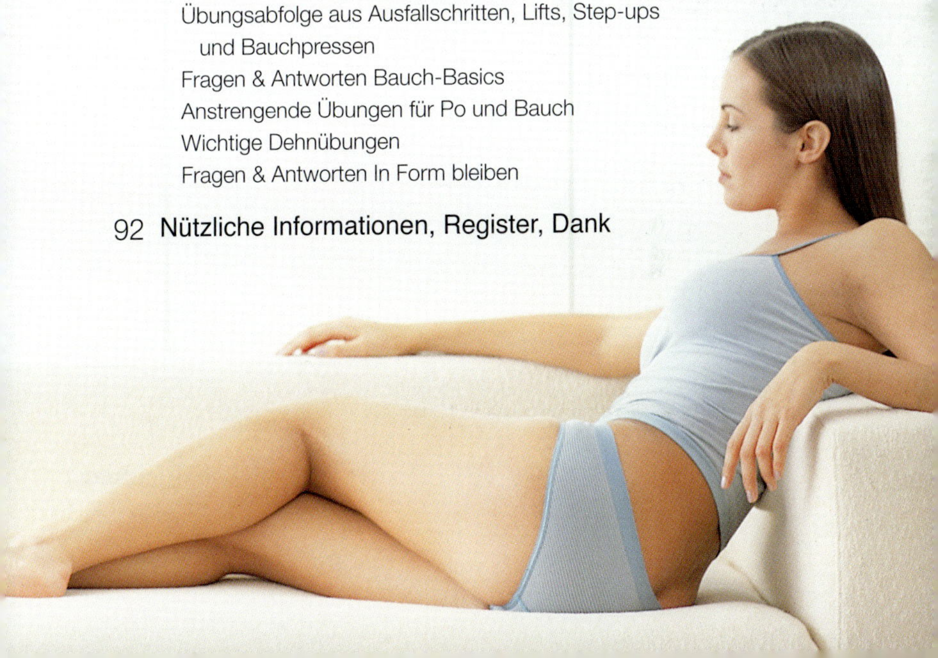

vorwort

über dieses buch

Angenommen, Sie hätten die Wahl zwischen einem Besuch beim Schönheitschirurgen oder beim Personal Trainer – für was würden Sie sich entscheiden? Nun, das käme ganz darauf an, was Sie sich davon erwarten. Denn Sie können so viele Step-ups machen, wie Sie wollen – eine niedliche Stuppsnase bringt Ihnen das auch nicht ein. Aber wenn Sie von einem schönen flachen Bauch und einem knackigen Po träumen, dann liegt die Antwort klar auf der Hand: Vereinbaren Sie einen Termin beim Personal Trainer. Denn wie sagt einer meiner Freunde, der Schönheitschirurg ist, immer so schön: »Regelmäßiges Training bringt Ergebnisse, die ich mit keinem Skalpell erreichen kann«. Und so schickt er die Leute scharenweise zu mir ins Fitness-Studio.

Bauch und Po sind typische Problemzonen, über die fast alle Frauen klagen. Denn hier bildet der Körper Fettreserven, denen nur schwer zu Leibe zu rücken ist. Trotzdem: Mit dem richtigen Training und einer figurbewussten Ernährung wird noch aus dem schlaffesten Po ein knackiger Hintern und auch die Taille kommt wieder in Form.

Für dieses Buch habe ich zwei Workouts mit einfachen Übungen zusammengestellt, die genau diesen Zonen gewid-

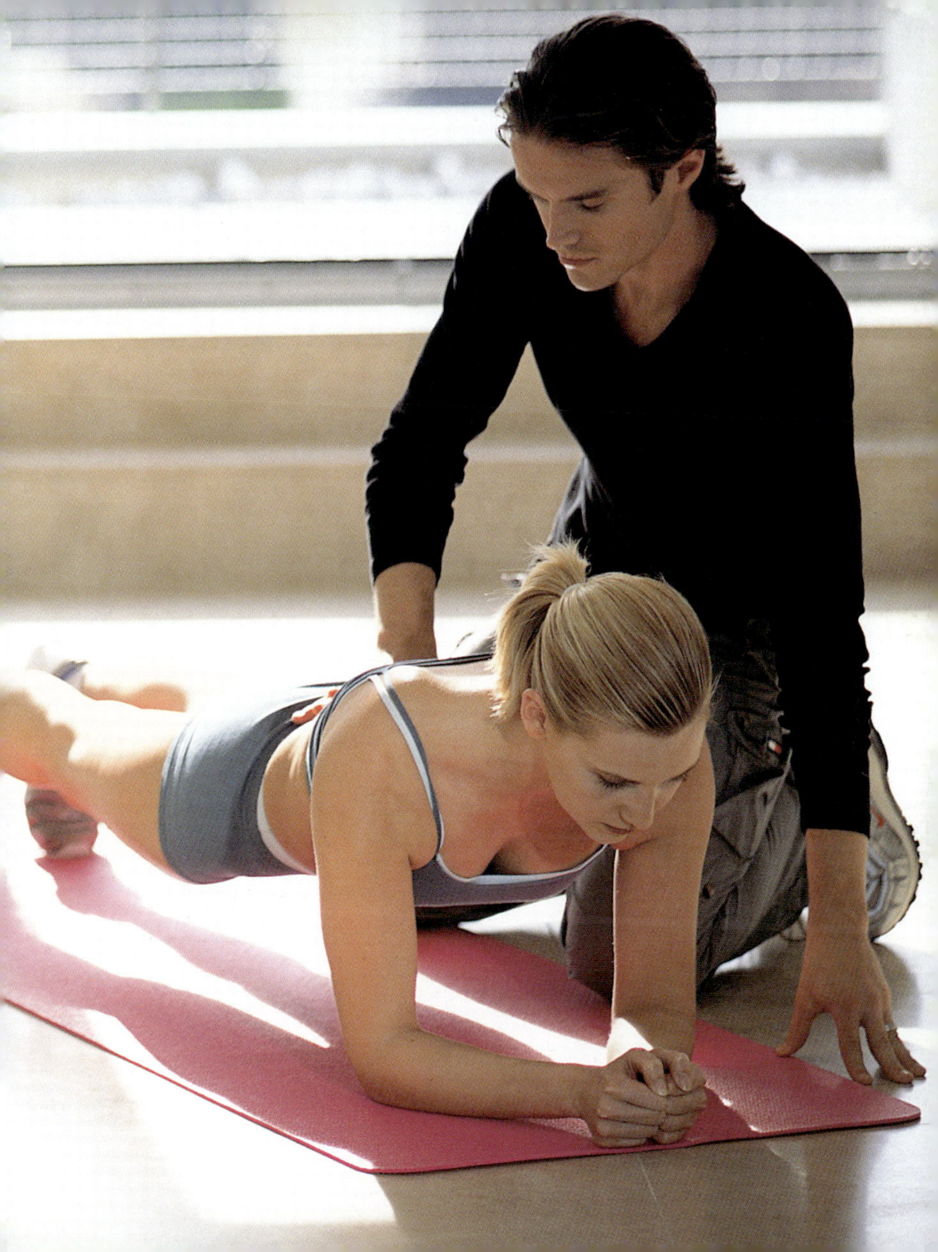

met sind. Um sie zu absolvieren, müssen Sie weder ins Fitness-Studio gehen noch benötigen Sie irgendein aufwändiges Equipment: Alles, was Sie brauchen, ist ein Sitzball. Um das Workout so effektiv wie möglich zu gestalten, habe ich dynamische Übungen wie Bauchpressen und Beckenheben mit Übungen kombiniert, die ganz gezielt einzelne Muskelpartien beanspruchen, um so beispielsweise mit dem Hüftspeck aufzuräumen. Auch ein kurzes, aber intensives aerobisches Training gehört dazu, denn nur so können Sie Fett verbrennen und einen straffen Po erreichen. Ein paar Dehnübungen runden die Workouts ab und sorgen dafür, dass die Muskeln lang und geschmeidig bleiben. Das Training allein garantiert natürlich noch keine Traumfigur. Deshalb gehe ich außerdem auf die Fragen ein, die mir von meinen Kundinnen am häufigsten gestellt werden. Dabei widme ich mich nicht nur der richtigen Technik, sondern auch Themen wie gesunde Ernährung, richtig entgiften oder Zellulitis.

Geben Sie sich einen Ruck! Nehmen Sie sich jeden zweiten Tag eine halbe Stunde Zeit für meine Workouts – wenn Sie dabeibleiben, haben Sie in wenigen Wochen den Po und den Bauch, von denen Sie immer geträumt haben.

Auf Ihr neues Ich!

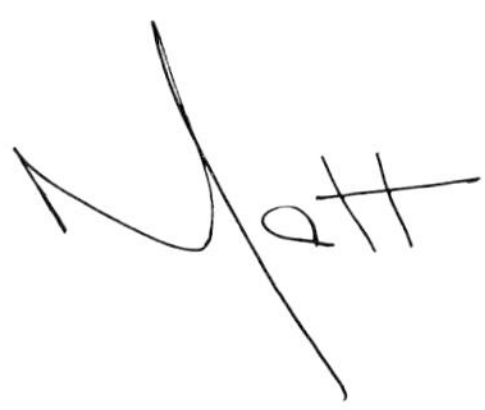

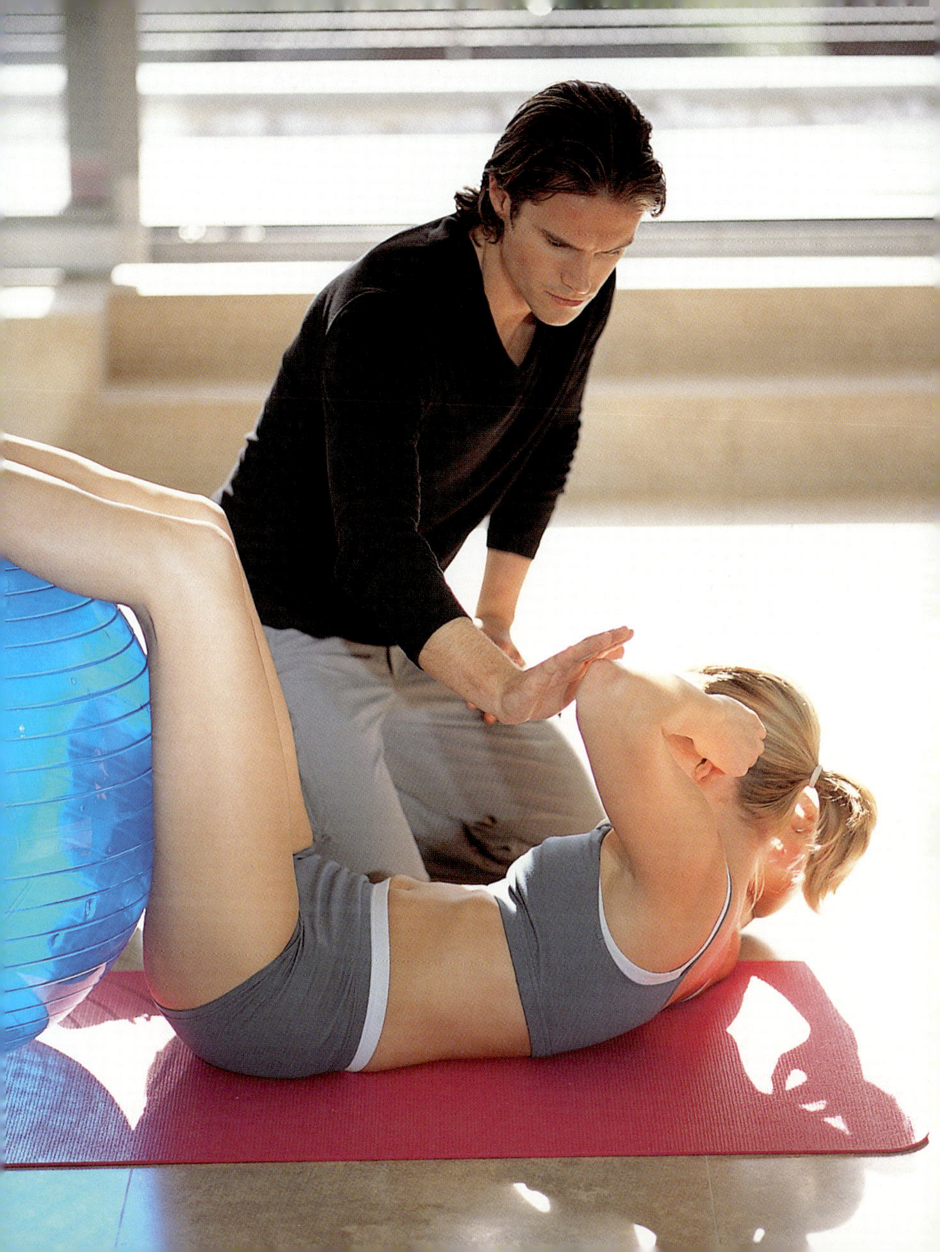

workout eins

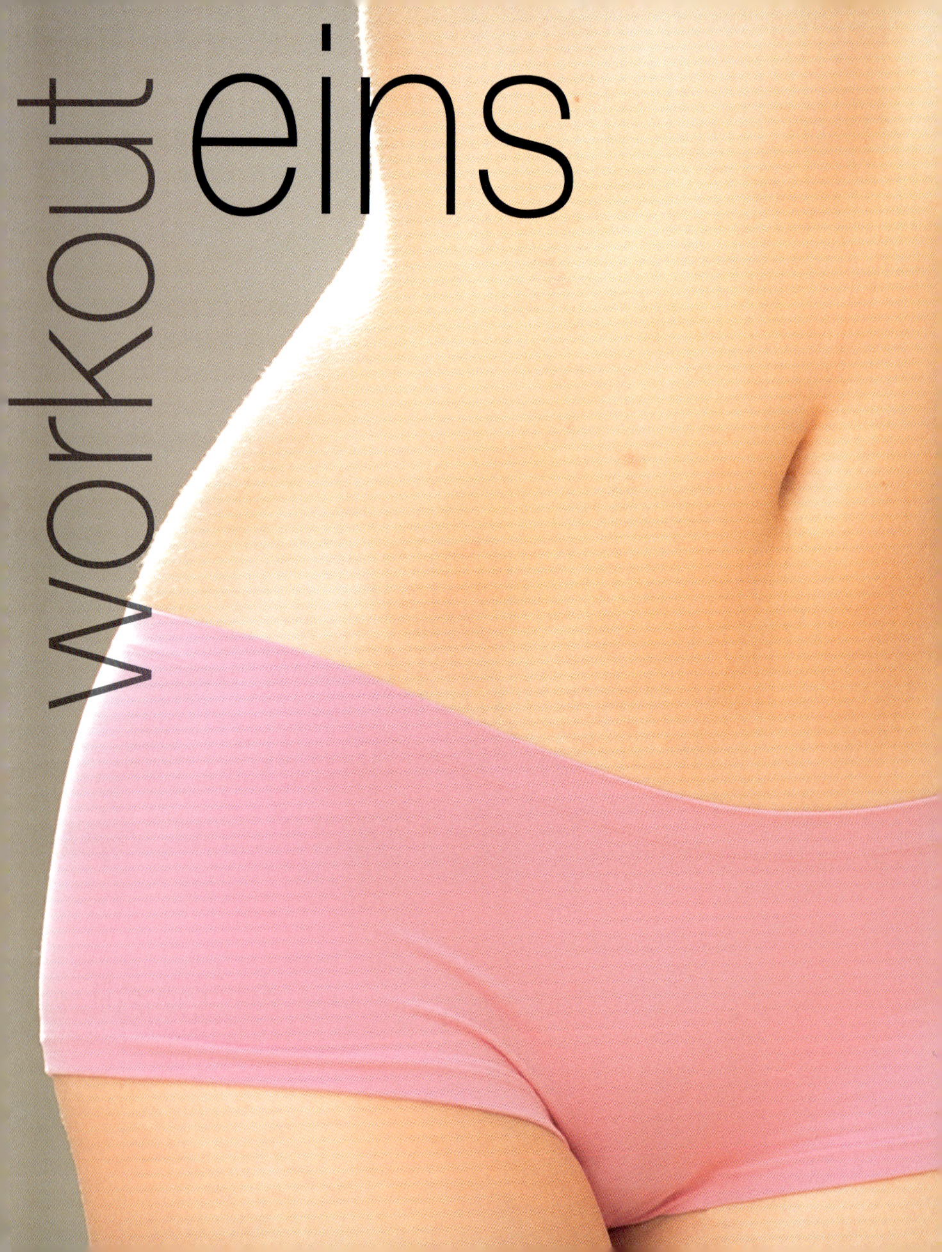

Und los geht's mit Übungen, die Fett verbrennen und die Muskeln straffen. Sie bringen Po, Bauch und Hüfte in Form, machen eine gute Figur – und sorgen für jede Menge Sex-Appeal!

aerobisches

aufwärmtraining

Bevor es richtig losgeht, müssen Sie Ihre Muskeln 5–10 Minuten lang aufwärmen. Schnelles Gehen oder Laufen ist das ideale Aufwärmtraining, denn beides verbrennt Fett und sorgt für straffe Muskeln. Hier noch ein paar Tipps für die richtige Technik:

- Beim schnellen Gehen muss zuerst die Ferse den Boden berühren, bevor Sie den Fuß abrollen. Die Arme befinden sich in Brusthöhe, aber die Schulterpartie bleibt entspannt.
- Stoßen Sie sich mit aller Kraft vom Boden ab, indem Sie Ihre Po- und Oberschenkelmuskeln fest anspannen. Den gegenüberliegenden Arm kräftig nach hinten führen.

Laufen erfordert mehr Kraft als schnelles Gehen. Weil es die Gelenke belastet, sollten Sie auf gutes Schuhwerk achten. Außerdem sollten Sie Folgendes berücksichtigen:

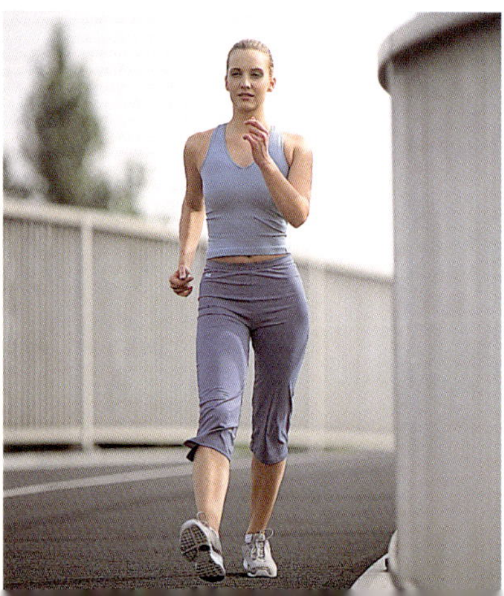

- kurze, schnelle Schritte machen
- Knie nicht zu hoch nehmen, keine »großen Sprünge« machen.

Nach dem Aufwärmtraining nicht pausieren, sondern gleich mit den Squats weitermachen.

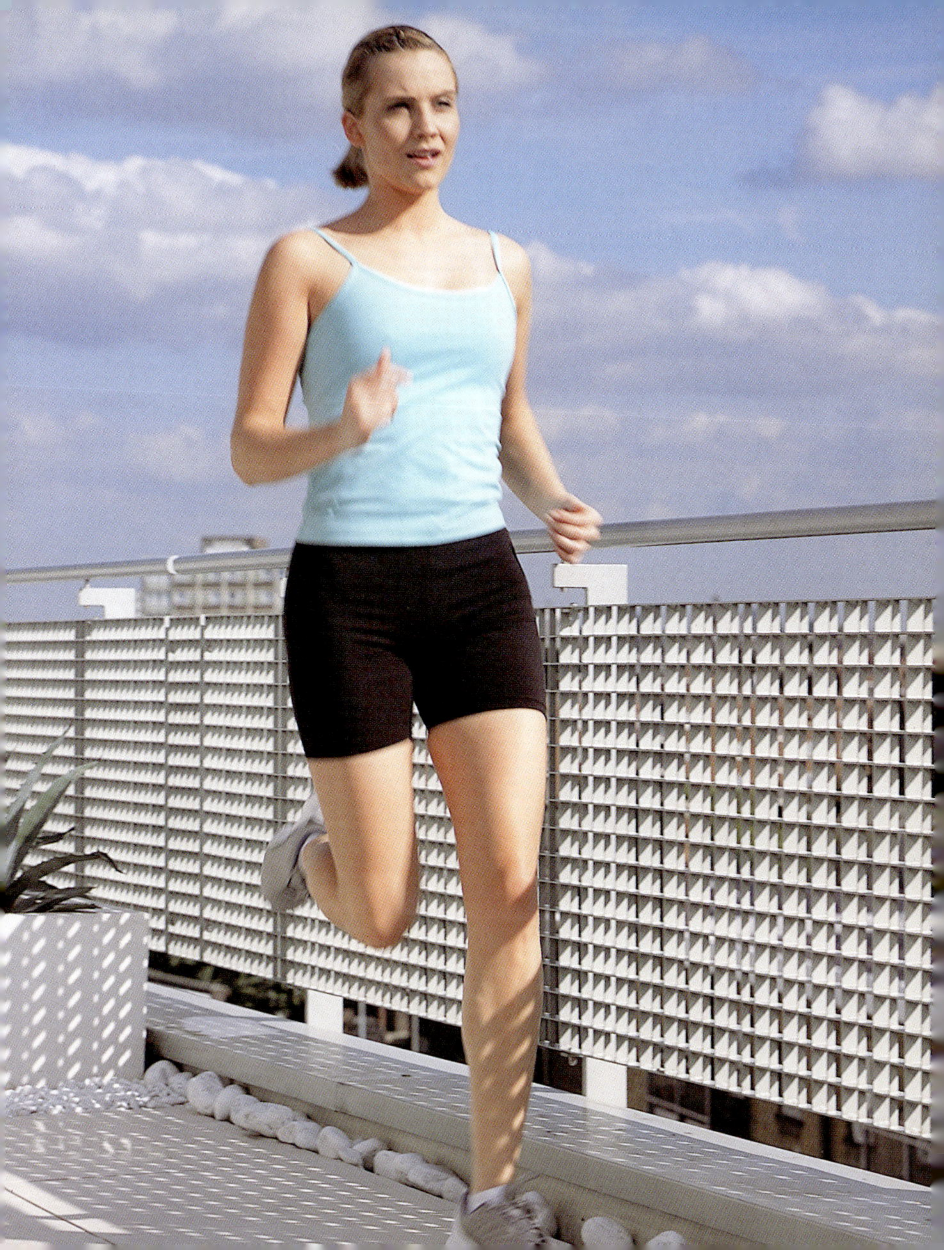

squat an der wand

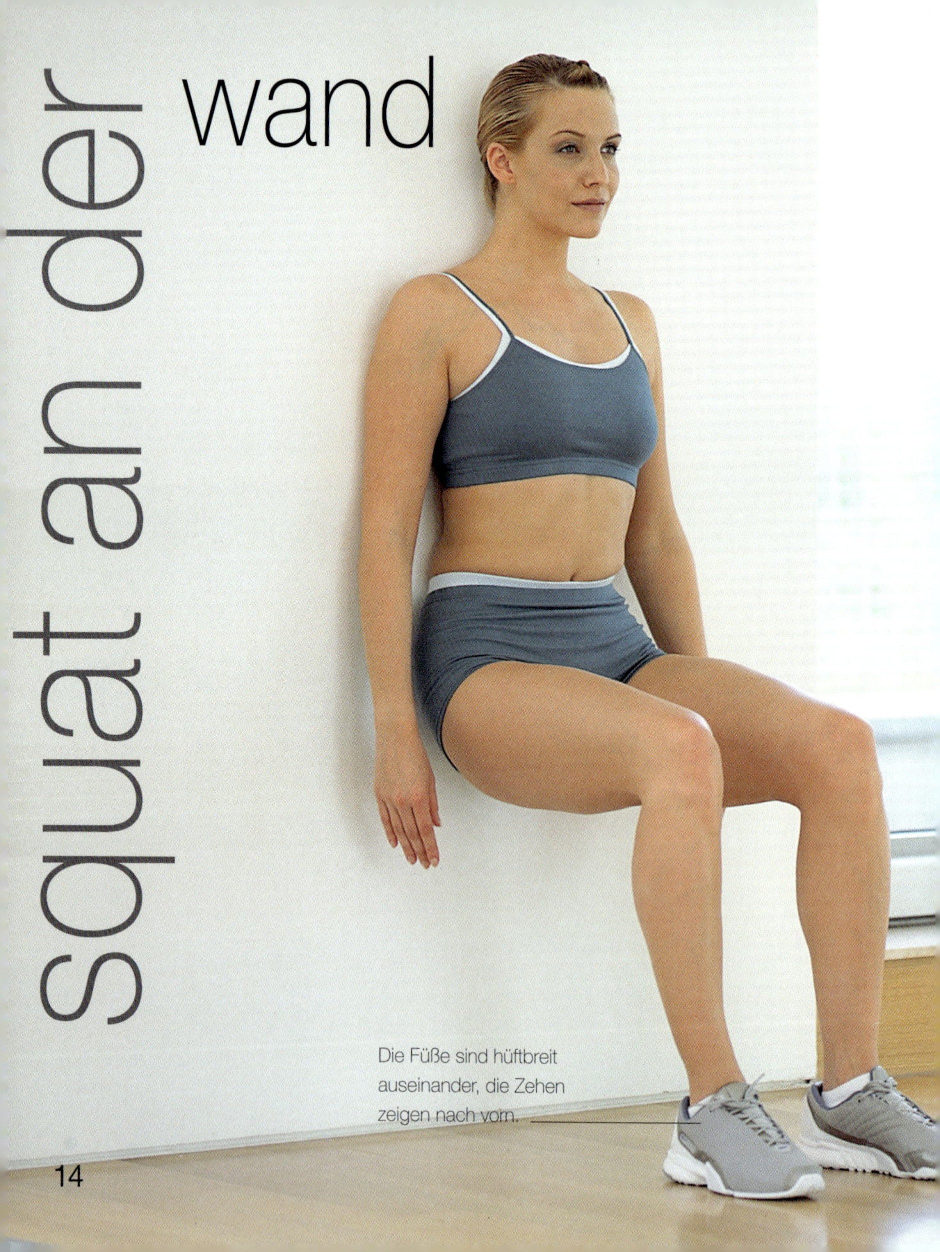

Die Füße sind hüftbreit auseinander, die Zehen zeigen nach vorn.

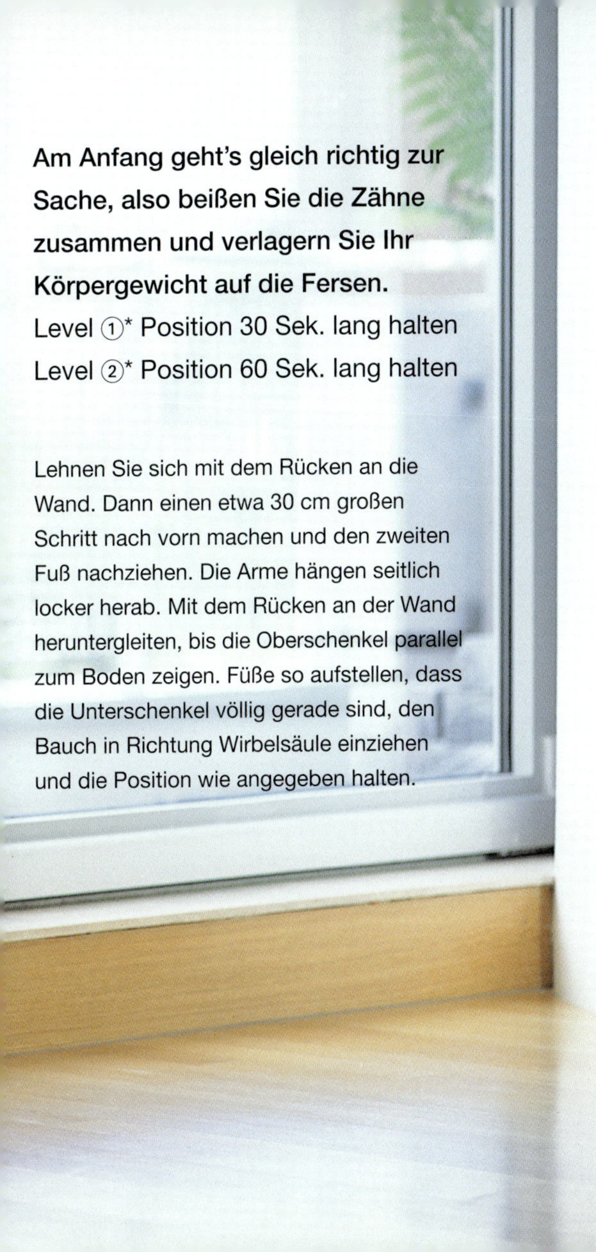

Am Anfang geht's gleich richtig zur Sache, also beißen Sie die Zähne zusammen und verlagern Sie Ihr Körpergewicht auf die Fersen.

Level ①* Position 30 Sek. lang halten

Level ②* Position 60 Sek. lang halten

Lehnen Sie sich mit dem Rücken an die Wand. Dann einen etwa 30 cm großen Schritt nach vorn machen und den zweiten Fuß nachziehen. Die Arme hängen seitlich locker herab. Mit dem Rücken an der Wand heruntergleiten, bis die Oberschenkel parallel zum Boden zeigen. Füße so aufstellen, dass die Unterschenkel völlig gerade sind, den Bauch in Richtung Wirbelsäule einziehen und die Position wie angegeben halten.

achtung!

Richtig pausieren

Zwischen den einzelnen Squats eine Pause von 30 Sekunden einlegen. In diesen Mini-Pausen das Trinken nicht vergessen, denn die Squats bringen Sie ganz schön ins Schwitzen.

Richtig atmen

Achten Sie auf eine korrekte Atmung. Im Stehen einatmen und beim In-die-Hocke-gehen ausatmen. Die Bauchmuskeln bleiben die ganze Zeit über angespannt und eingezogen. Den Atem nie anhalten!

* Ihr Trainings-Level s. S. 92.

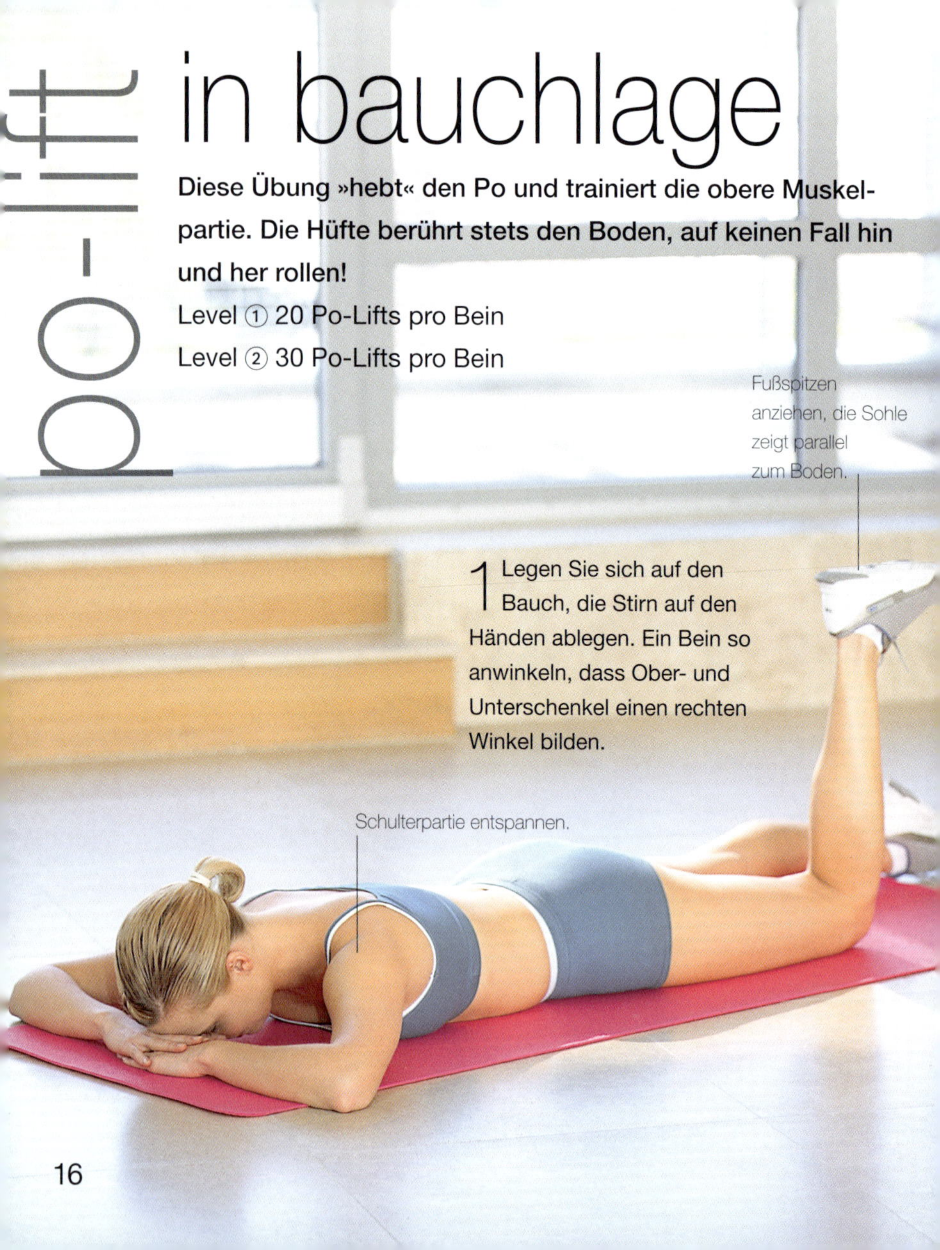

po-lift in bauchlage

Diese Übung »hebt« den Po und trainiert die obere Muskelpartie. Die Hüfte berührt stets den Boden, auf keinen Fall hin und her rollen!

Level ① 20 Po-Lifts pro Bein

Level ② 30 Po-Lifts pro Bein

Fußspitzen anziehen, die Sohle zeigt parallel zum Boden.

1 Legen Sie sich auf den Bauch, die Stirn auf den Händen ablegen. Ein Bein so anwinkeln, dass Ober- und Unterschenkel einen rechten Winkel bilden.

Schulterpartie entspannen.

2 Die Pomuskeln anspannen und die Sohle zur Decke strecken. Bein so weit hochnehmen, wie es Ihnen angenehm ist. Langsam in die Ausgangsposition zurückkehren. Die Hüfte berührt stets den Boden. Die Übung nach der geforderten Anzahl Po-Lifts mit dem anderen Bein wiederholen.

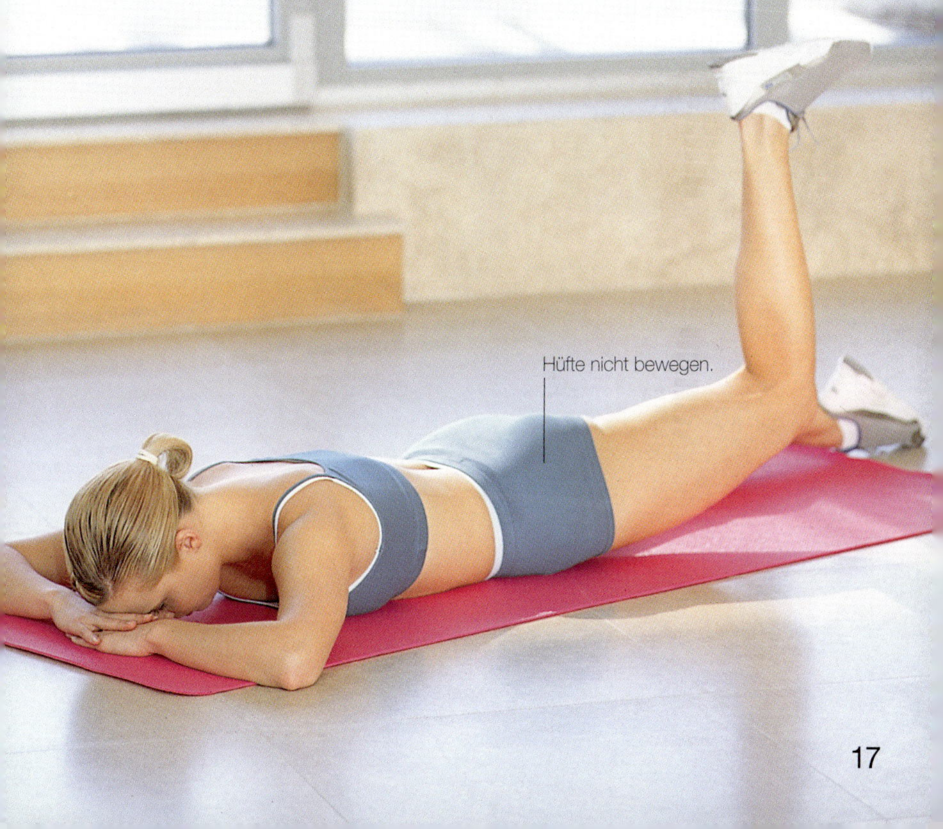

Klappmesser

Diese Übung sieht einfacher aus als sie ist. Um sie korrekt auszuführen, benötigen Sie einen gut entwickelten Gleichgewichtssinn und eine gute Koordination.

Level ① 15 Klappmesser

Level ② 30 Klappmesser

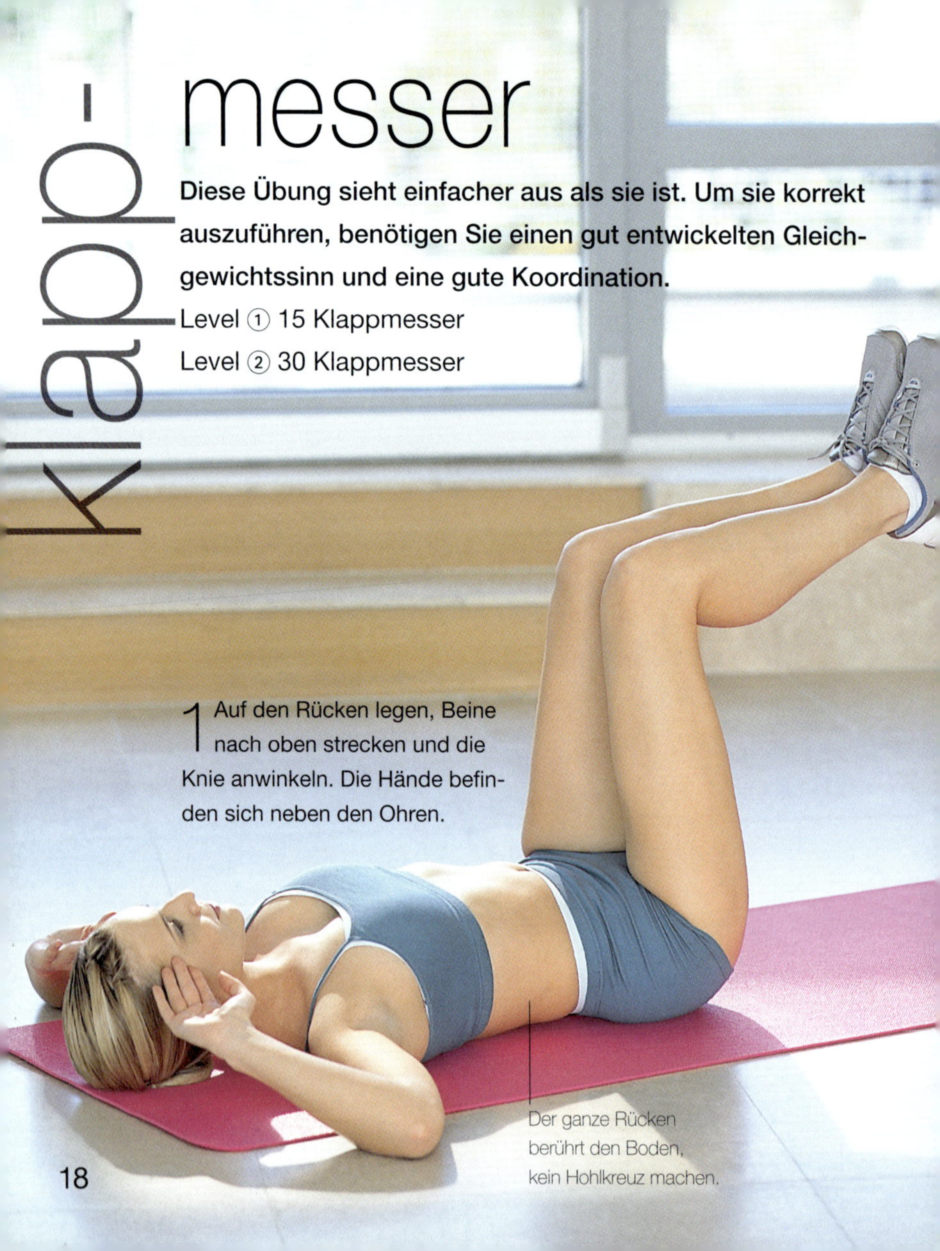

1 Auf den Rücken legen, Beine nach oben strecken und die Knie anwinkeln. Die Hände befinden sich neben den Ohren.

Der ganze Rücken berührt den Boden, kein Hohlkreuz machen.

2 Beine und Becken in Richtung Brustkorb heben, dasselbe gilt für die Schultern. Der Nacken bleibt entspannt. Langsam in die Ausgangsposition zurückkehren.

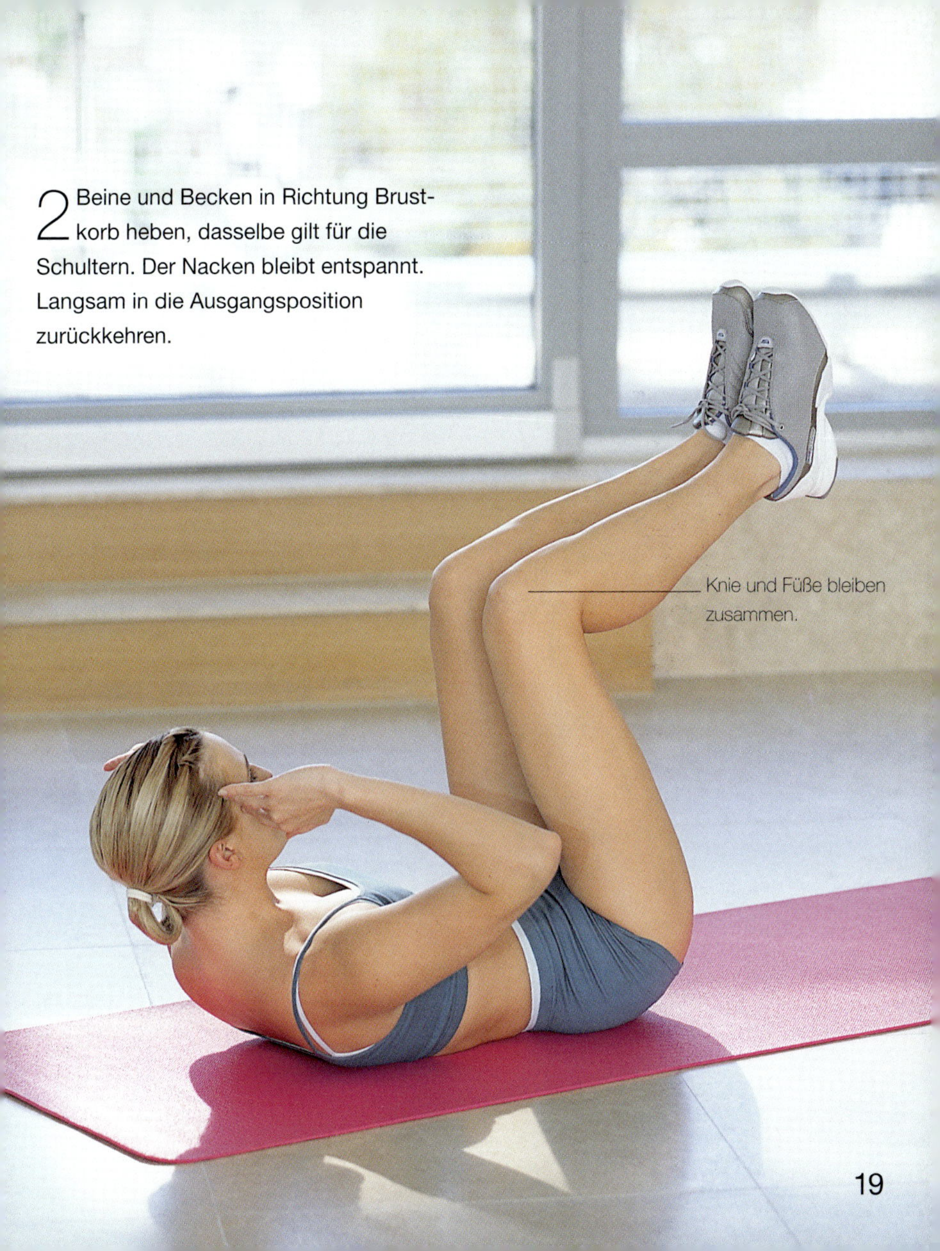

richtig in form

Wie wird mein Po richtig schön knackig?

Den größten Erfolg bringt ein wenig Widerstandstraining. Die Übungen in diesem Buch fallen auch unter diese Kategorie, da Sie mit Ihrem eigenen Körpergewicht arbeiten. Wer will, kann zusätzlich mit Gewichten trainieren. Die Pomuskulatur spricht sehr gut darauf an, sodass sich schon innerhalb kürzester Zeit erste Erfolge einstellen. Ist Ihr Po eher birnenförmig, dann sollten Sie die Kalorien zählen und das aerobische Training ausdehnen, um Fett zu verbrennen. Drei bis vier Mal die Woche schnelles Gehen oder Laufen genügt vollauf.

Wie bekomme ich eine schmale Taille?

Dazu eignet sich jede Übung, die die geraden sowie die schrägen Bauchmuskeln trainiert, aber auch Übungen für den unteren Rücken. Bauchpressen und Beckenheben führen zum Erfolg, vor allem, wenn Sie dabei einen Sitzball verwenden. Die »Brücke zur Seite« ist die effektivste Übung. Trotzdem: Wie schmal Ihre Taille wirklich wird, hängt nicht zuletzt auch von Ihrer Veranlagung ab.

Verbessert dieses Workout gleichzeitig meine Core-Kraft?

In letzter Zeit reden alle nur noch von Core-Kraft. Damit ist nichts anderes gemeint als die Muskelpartie zwischen Taille und Hüfte. Alle Übungen der hier vorgestellten Workouts trainieren diesen Bereich. Sie führen zu einem schönen flachen Bauch, sorgen für eine gute Haltung und reduzieren Rückenprobleme.

Ich trage liebend gern Jeans – wäre da nur nicht dieser »Rettungsring«, der über den Hosenbund quillt. Was kann ich dagegen unternehmen?

Um Ihren »Rettungsring« loszuwerden, müssen Sie mehr Kalorien verbrauchen als Sie zu sich nehmen. Anstatt einfach weniger zu essen, sollten Sie generell mehr auf Ihre Ernährung achten. Greifen Sie zu Obst und Gemüse anstatt zu Fastfood und Süßigkeiten. Ergänzen Sie diese gesunde Ernährung durch aerobisches Training, das Sie drei bis vier Mal die Woche mindestens 30 Minuten lang absolvieren. Halten Sie durch, dann haben Sie bald die perfekte Jeans-Figur!

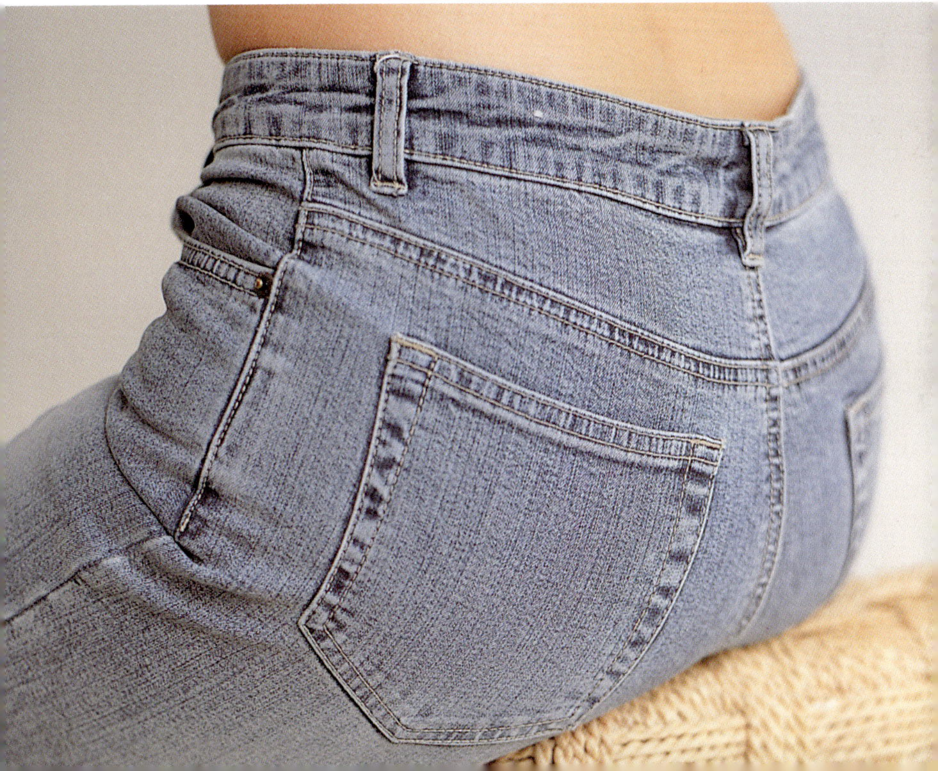

beinbeugen mit ball

Um die Muskeln auf der Oberschenkelrückseite zu trainieren, gibt es keine bessere Übung für Zuhause! Noch effektiver wird es, wenn Sie die Hüfte mit nach oben stemmen und in dieser Position halten.

Level ① 20 Beinbeugen

Level ② 30 Beinbeugen

1 Den Sitzball an eine Wand legen. Legen Sie sich auf den Rücken, die Arme befinden sich neben dem Körper, die Handflächen zeigen zum Boden. Die Füße ruhen oben auf dem Ball. Die Fersen sind kniebreit auseinander, die Zehen zeigen nach oben.

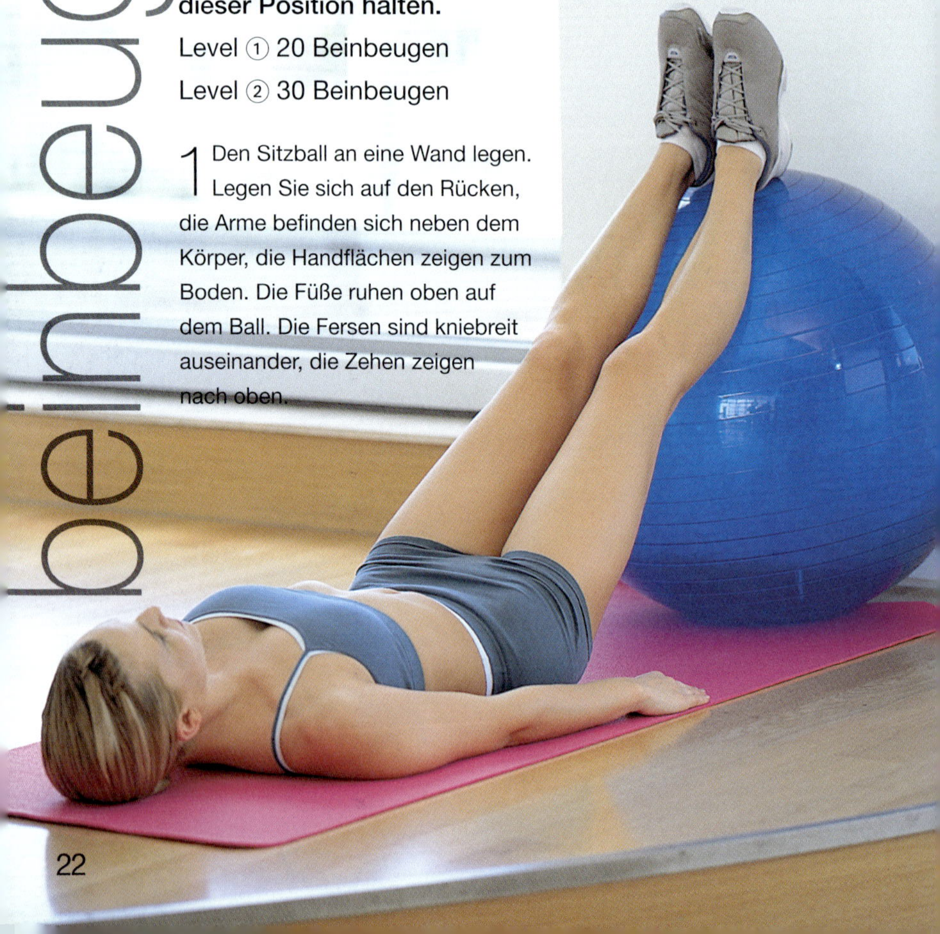

2 Die Fersen sanft in den Ball drücken und langsam an den Körper ziehen, den Ball dabei etwa 20 cm in Richtung Körper rollen. Kopf, Schultern und Arme bewegen sich nicht. Fersen und Ball langsam in die Ausgangsposition zurückbringen.

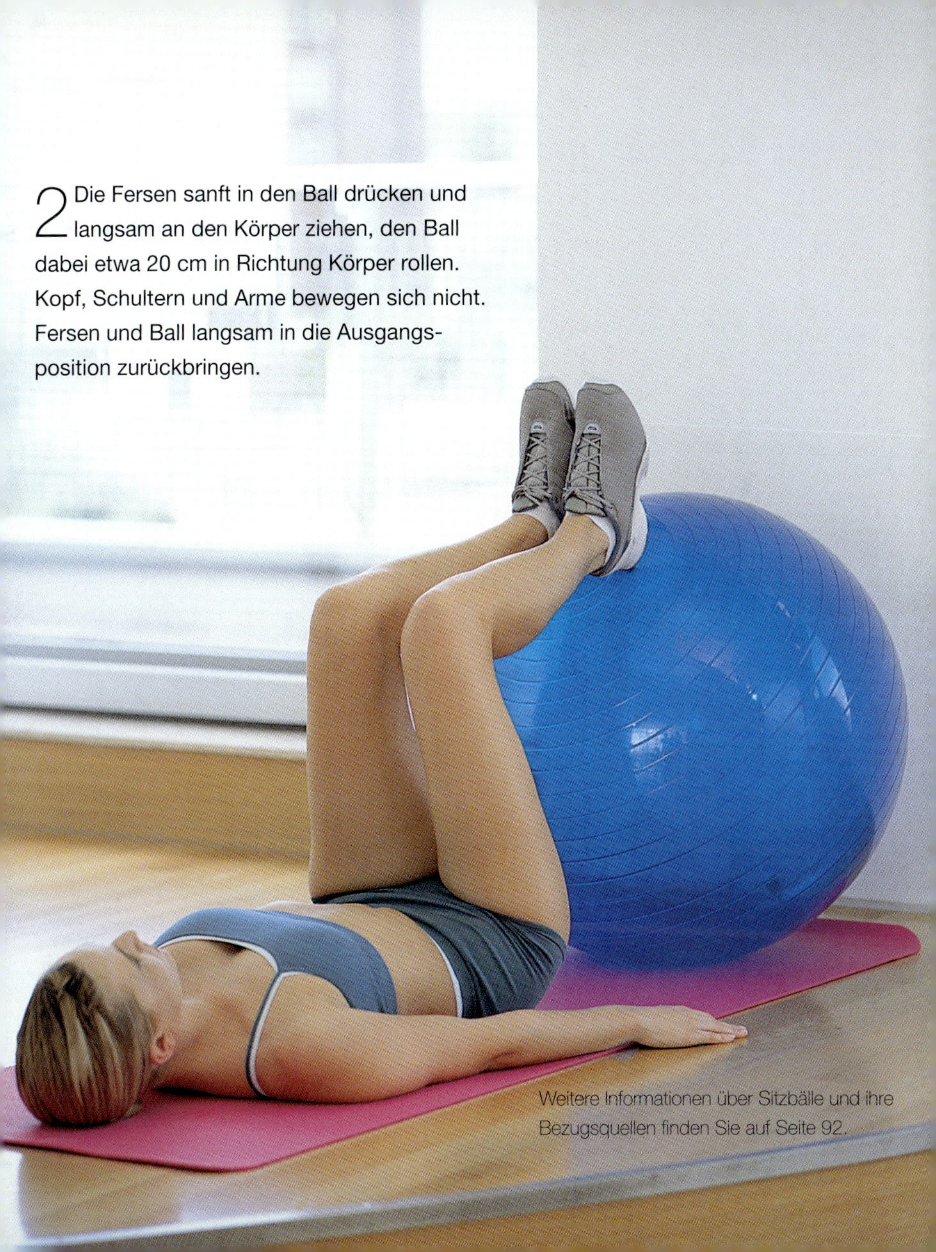

Weitere Informationen über Sitzbälle und ihre Bezugsquellen finden Sie auf Seite 92.

beckenheben mit ball

Bei dieser Übung müssen Sie alle Muskeln im Unterbauch anspannen, um Becken und Beine an den Körper zu ziehen.

Level ① 15 Mal Beckenheben

Level ② 25 Mal Beckenheben

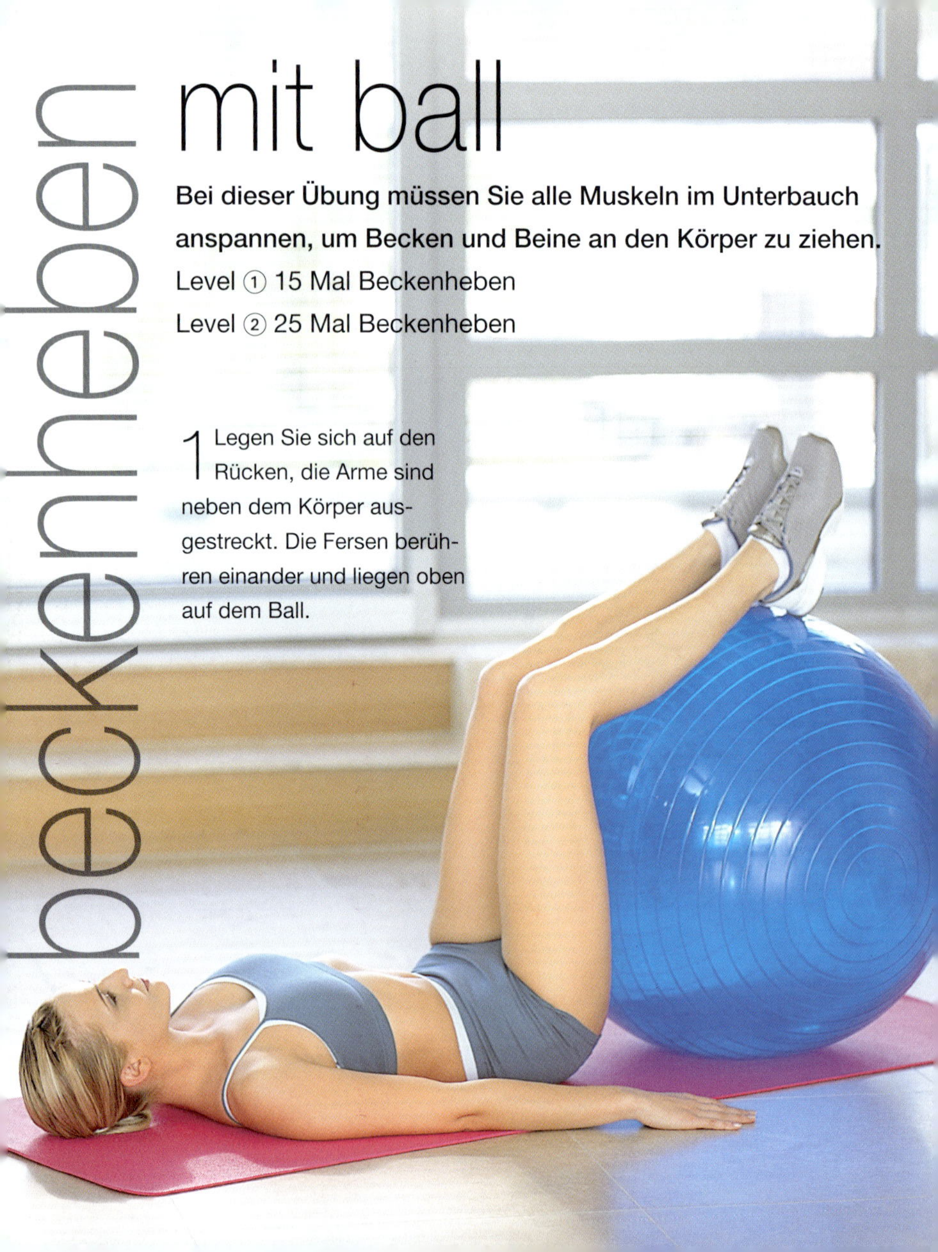

1 Legen Sie sich auf den Rücken, die Arme sind neben dem Körper ausgestreckt. Die Fersen berühren einander und liegen oben auf dem Ball.

2 Die Bauchmuskeln anspannen, den Ball zwischen Fersen und Schenkel einklemmen und vom Boden heben. Ball gut festhalten und die Oberschenkel an den Körper ziehen, bis sich der untere Rücken beinahe vom Boden löst. Langsam in die Ausgangsposition zurückkehren.

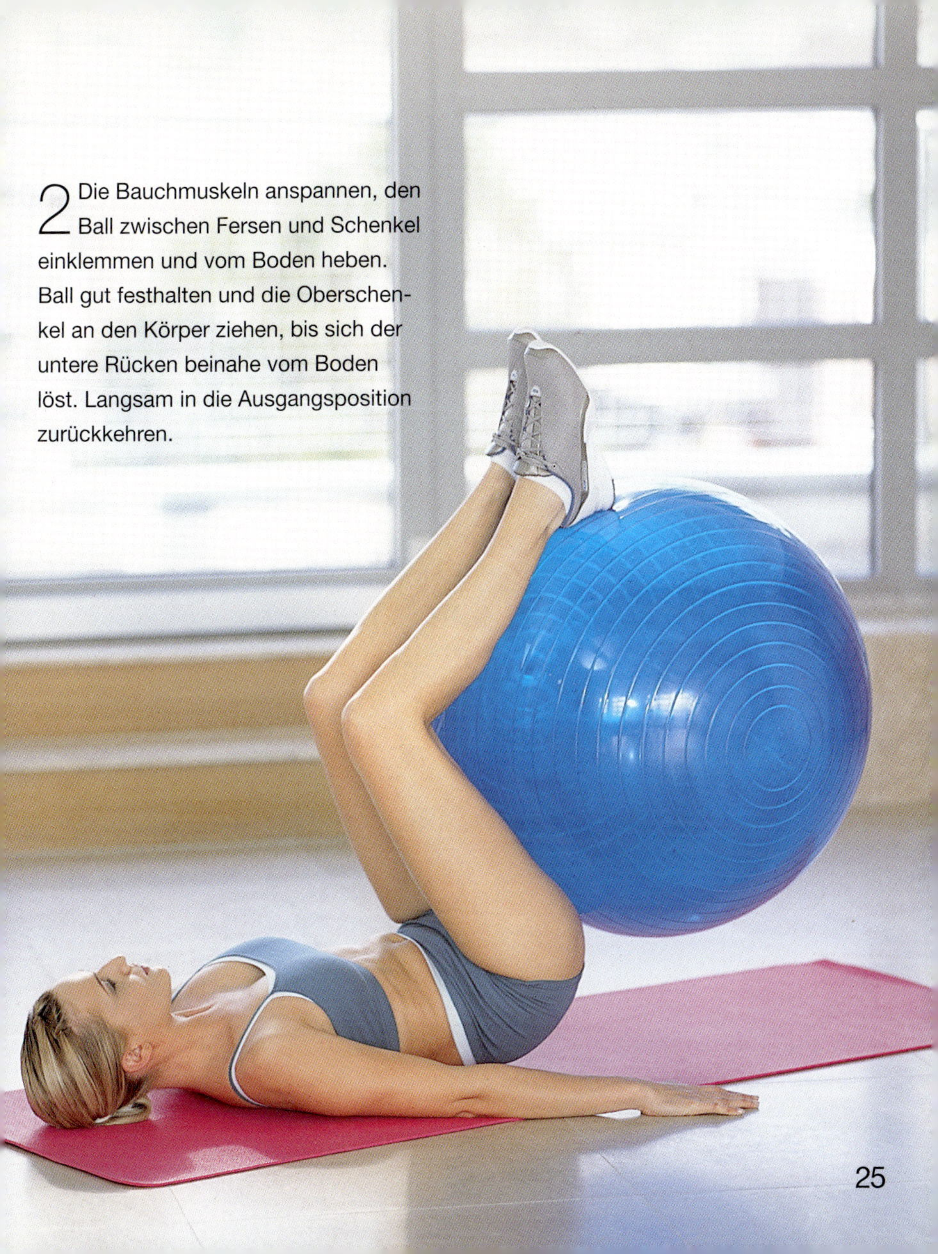

becken-lift mit ball

Diese Übung ist nicht zuletzt deshalb so erfolgreich, weil man dafür einen gut entwickelten Gleichgewichtssinn benötigt und die Bewegung äußerst kontrolliert absolvieren muss.

Level ① 15 Becken-Lifts

Level ② 25 Becken-Lifts

1 Sich auf den Rücken legen, Beine schließen und die Fersen sowie Unterschenkel auf den Ball legen. Die Arme sind neben dem Körper ausgestreckt, die Handflächen zeigen zum Boden.

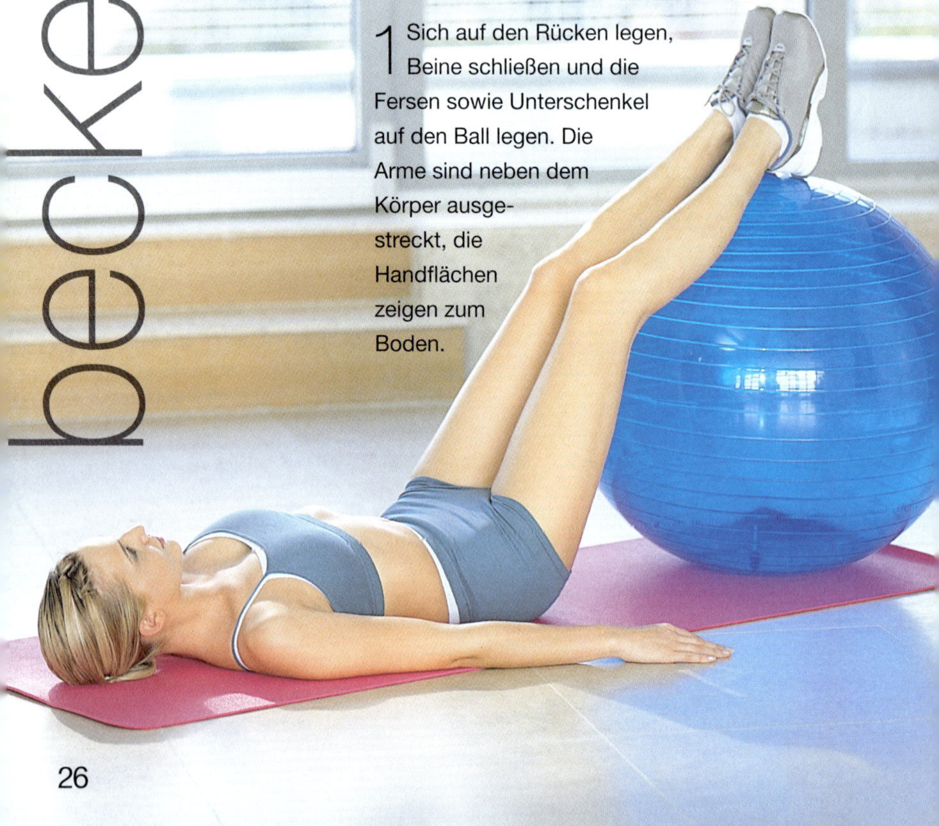

2 Die Pomuskeln anspannen und die Hüfte so weit anheben, dass der Körper vom Brustkorb bis zu den Knöcheln eine gerade Linie bildet. Position eine Sekunde lang halten, dann langsam in die Ausgangsposition zurückkehren.

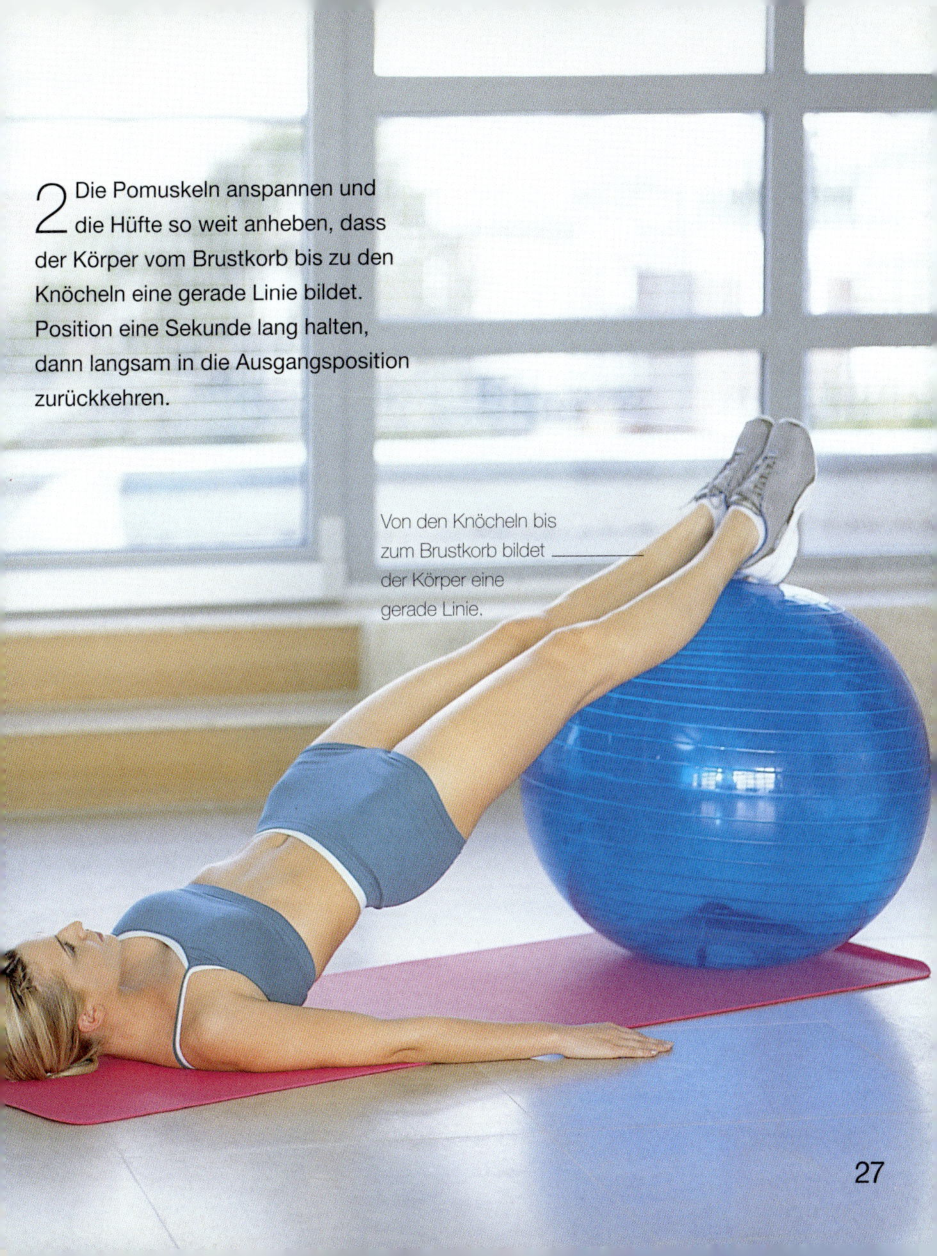

Von den Knöcheln bis zum Brustkorb bildet der Körper eine gerade Linie.

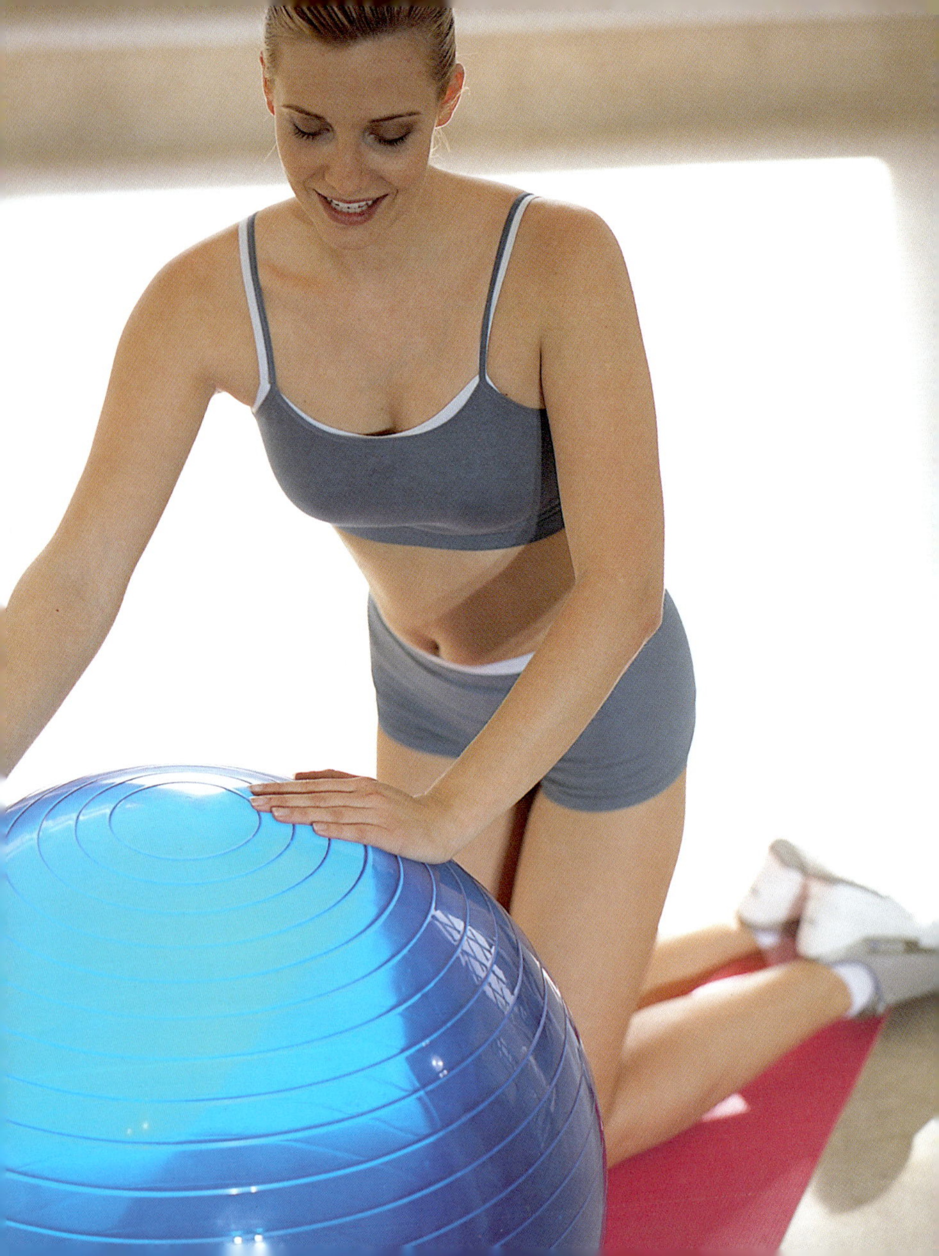

Wenn der Bauch flach ist und der Po knackig, sitzen Jeans, Röcke und Hosen gleich viel besser. Denken Sie daran, wenn Sie diese Workouts absolvieren – wetten, dass Sie durchhalten?

bauch-pressen

Bauchpressen mit gestrecktem Bein trainiert die geraden sowie die schrägen Bauchmuskeln von einem anderen Winkel aus – das macht eine extra schlanke Taille!

Level ① 15 Mal Bauchpressen pro Bein

Level ② 25 Mal Bauchpressen pro Bein

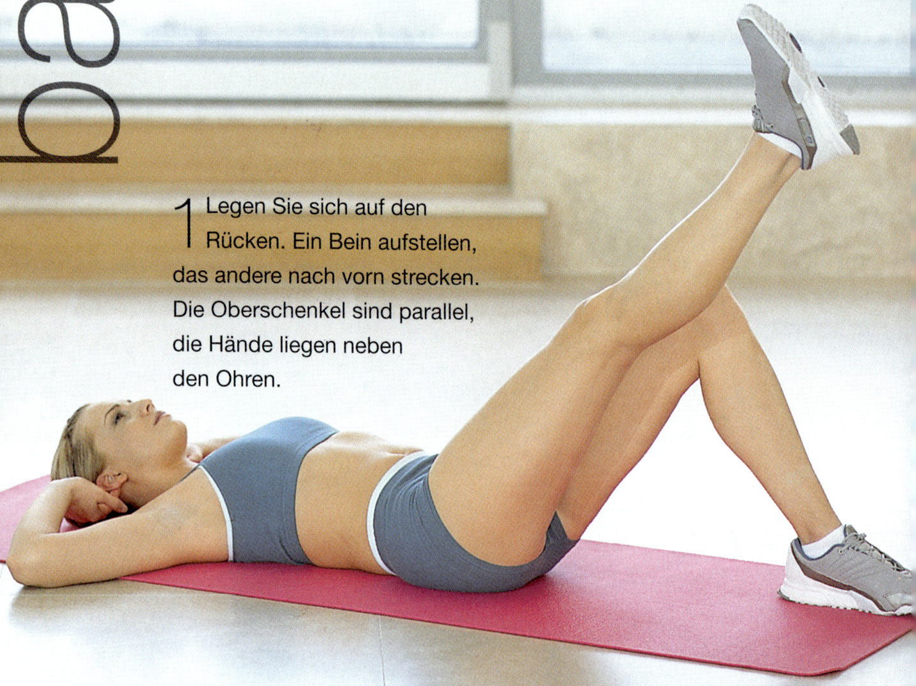

1 Legen Sie sich auf den Rücken. Ein Bein aufstellen, das andere nach vorn strecken. Die Oberschenkel sind parallel, die Hände liegen neben den Ohren.

2 Die Bauchmuskeln anspannen, die Schultern nach vorn nehmen. Der untere Rücken bleibt am Boden, zwischen Brust und Kinn sollte ein Apfel passen. Das gestreckte Bein absolut still halten. Langsam in die Ausgangsposition zurückkehren. Die Übung nach der geforderten Anzahl mit dem anderen Bein wiederholen.

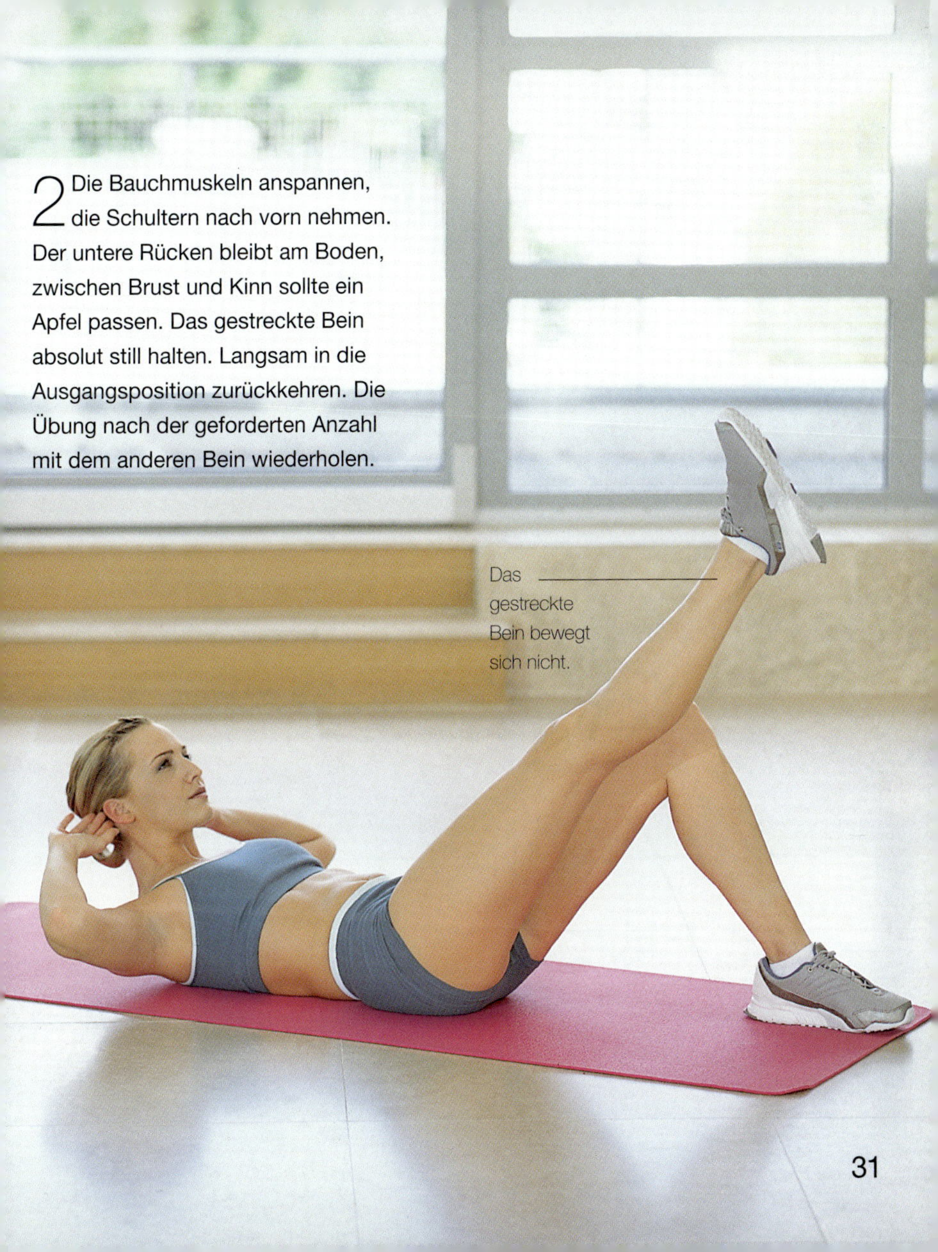

einfache step-ups

Auf eine korrekte Haltung achten, aber nicht übertreiben – hier geht es vor allem darum, den Puls hochzutreiben.

Level ① 30 Step-ups
Level ② 50 Step-ups

1 Stellen Sie sich vor eine ungefähr 25 cm hohe Treppenstufe. Der Rücken bleibt gerade, die Bauchmuskeln sind angespannt, Nacken und Schultern entspannt. Einen Fuß auf die Stufe stellen, die ganze Sohle liegt flach auf.

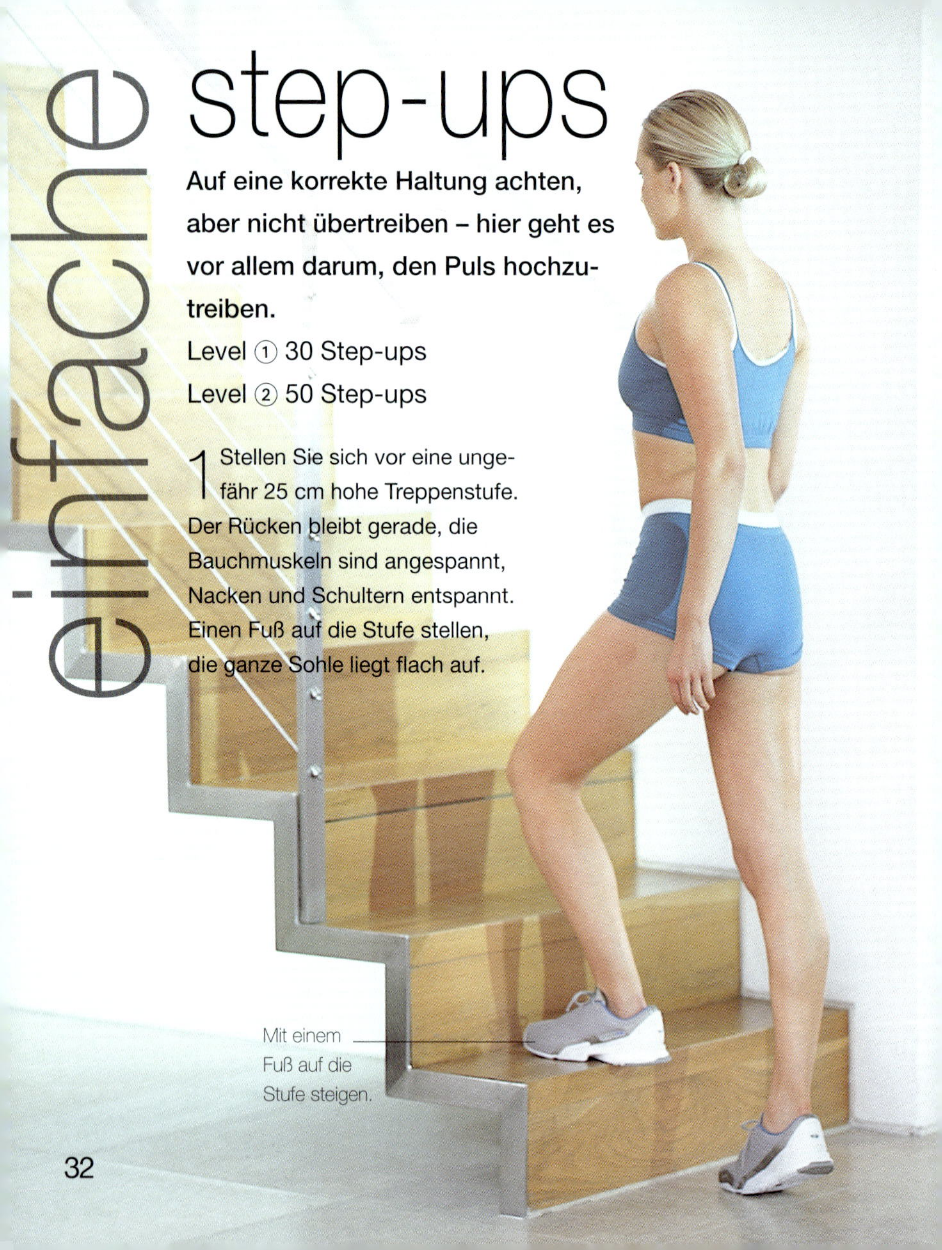

Mit einem Fuß auf die Stufe steigen.

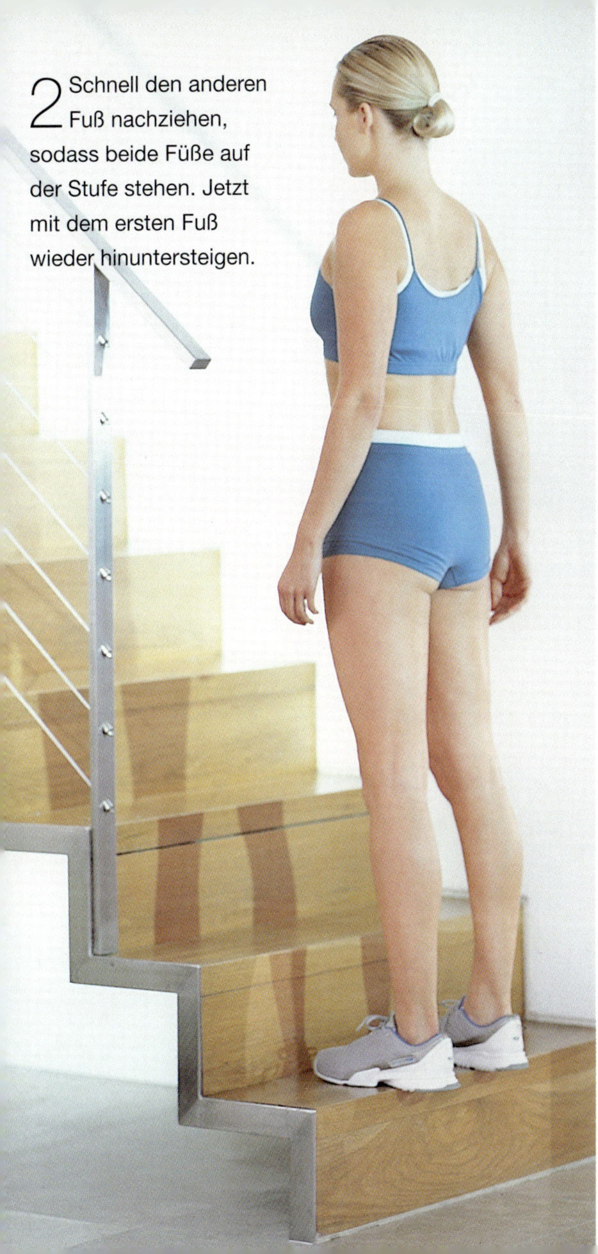

2 Schnell den anderen Fuß nachziehen, sodass beide Füße auf der Stufe stehen. Jetzt mit dem ersten Fuß wieder hinuntersteigen.

variation

So geht's weiter

Die nächsten Step-ups immer jeweils mit dem anderen Fuß beginnen.

Die Effektivität erhöhen

Noch anstrengender werden die Step-ups, wenn Sie dabei die Knie anheben. Das bringt Sie ins Schwitzen, trainiert aber auch die gesamte Beinmuskulatur. Schritt 1 ausführen wie gehabt, doch anstatt den Fuß wie in Schritt 2 aufzustellen, heben Sie das Knie bis auf Hüfthöhe. Anschließend den Fuß wieder aufstellen. Mit dem anderen Fuß herabsteigen, dann das andere Knie heben. Beide Beine abwechseln.

schräge bauchpressen

Wenn die Beine auf dem Sitzball liegen, werden die Muskeln in der Taillenregion noch effektiver trainiert.

Level ① 15 Mal Bauchpressen, schräg nach jeder Seite

Level ② 25 Mal Bauchpressen, schräg nach jeder Seite

1 Legen Sie sich flach auf den Rücken. Fersen und Unterschenkel berühren sich und liegen auf dem Ball. Den Ball zwischen Unter- und Oberschenkel einklemmen. Die Hände befinden sich neben den Ohren.

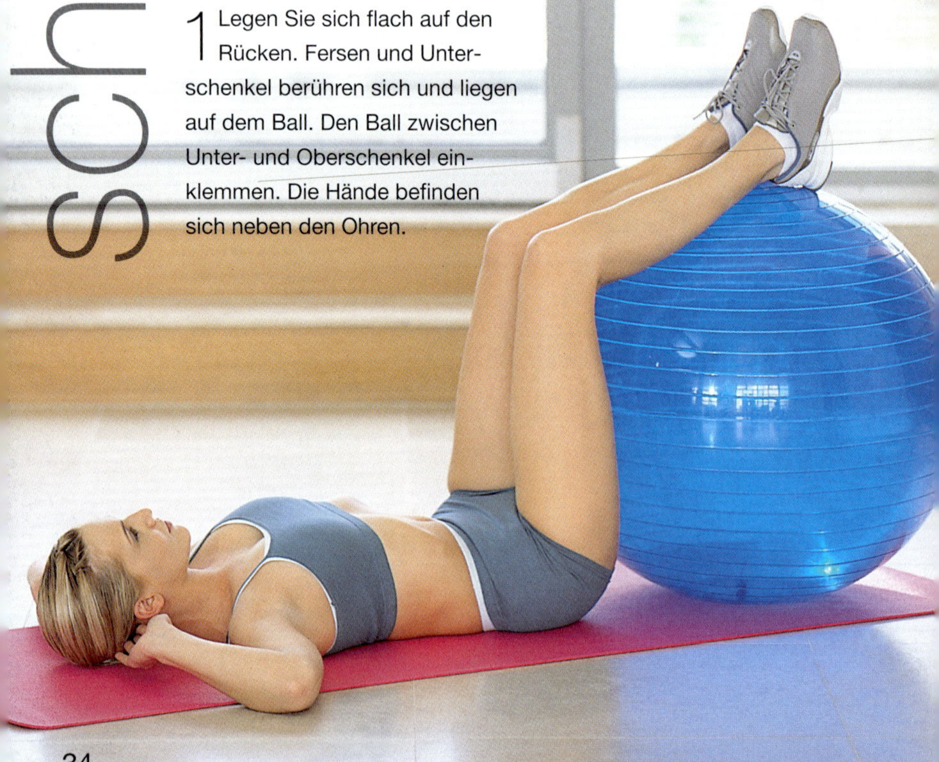

2 Langsam eine Schulter und einen Ellbogen zum gegenüberliegenden Knie bringen. Ebenso langsam in die Ausgangsposition zurückkehren. Die Übung mit der jeweils anderen Schulter bzw. dem jeweils anderen Ellbogen abwechselnd wiederholen.

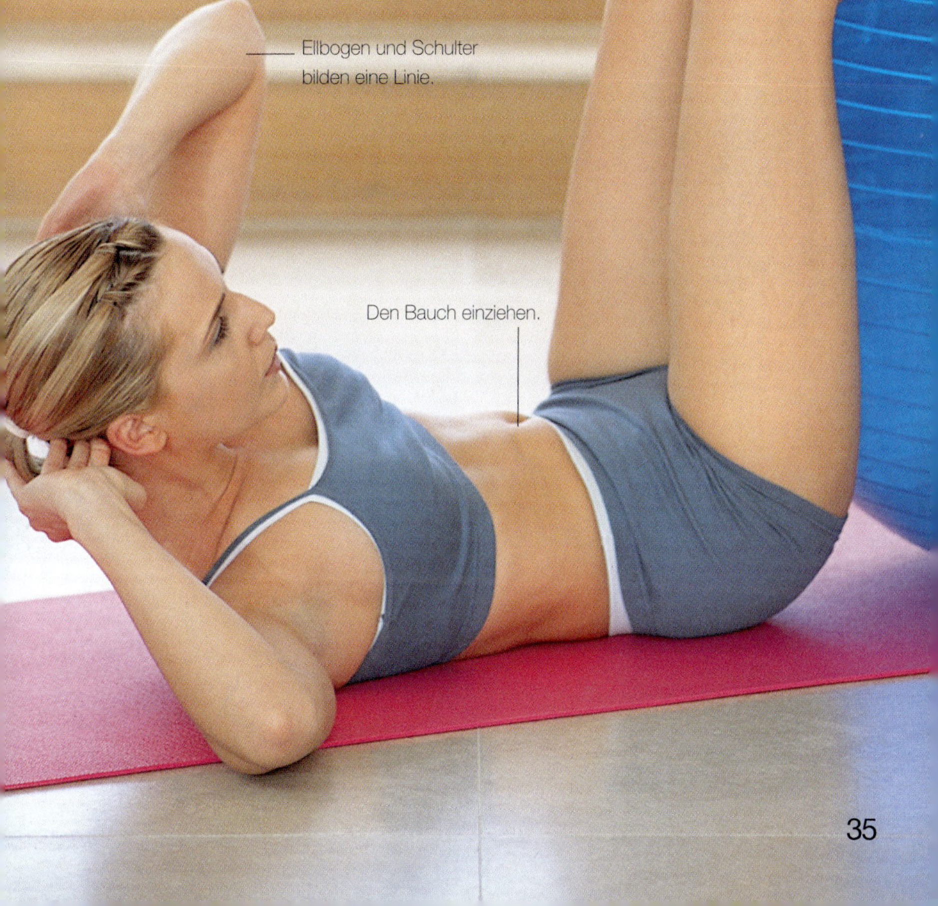

richtig essen

Nach jeder Mahlzeit fühle ich mich irgendwie aufgebläht, obwohl ich gar nicht viel esse. Eine Freundin von mir meinte, ich könnte eine Weizenallergie haben. Was meinen Sie dazu?

Selbst wenn Sie keine Weizenallergie haben, kann es gut sein, dass Sie einfach zu viel Weizenprodukte zu sich nehmen. Das ist schnell passiert – morgens Frühstücksflocken, mittags ein Sandwich und abends Nudeln – schon neigen Sie zu Blähungen. Versuchen Sie nur einmal täglich Weizenprodukte zu essen. Greifen Sie stattdessen zu Haferflocken, Quinoa, Hirse und wildem Reis. Wenn Sie Weizenprodukte essen, dann möglichst in Form von Vollkornprodukten.

Welche Diät empfehlen Sie?

Ehrlich gesagt, gar keine. Es gibt zahlreiche Belege dafür, dass Diäten langfristig gar nichts bringen. Wenn Sie von heute auf morgen anfangen zu hungern, schlägt Ihr Körper bloß Alarm und reduziert den Grundumsatz. Essen Sie dann wieder normal, verbrauchen Sie die Kalorien nicht so wie zuvor, sondern legen erst recht Fettreserven an. Versuchen Sie lieber, das Workout durchzuhalten und achten Sie generell auf eine gesunde Ernährung. Ich selbst versuche viele kleine, möglichst gesunde Mahlzeiten zu mir zu nehmen, ohne mich jedoch deswegen verrückt zu machen. Wenn Sie sich bemühen, überwiegend Obst und Gemüse zu essen, dürfen Sie auch mal Schokolade naschen oder ein Gläschen Wein trinken.

Ich bekomme ständig Heißhungerattacken. Was kann ich tun?

Vieleicht fällt Ihr Blutzuckerspiegel zu schnell ab. Wenn Sie Nahrungsmittel zu sich nehmen, die Ihren Körper schnell mit Energie versorgen, schreit er schon bald nach mehr und Sie bekommen eine Heißhungerattacke. Viele unserer Grundnahrungsmittel wie Kartoffeln, Getreide und Süßigkeiten fallen in diese Kategorie. Nahrungsmittel, die über einen längeren Zeitraum Energie spenden, wie Obst und Gemüse, Hülsenfrüchte, Weißfisch, Huhn oder Pute, machen dagegen langfristig satt.

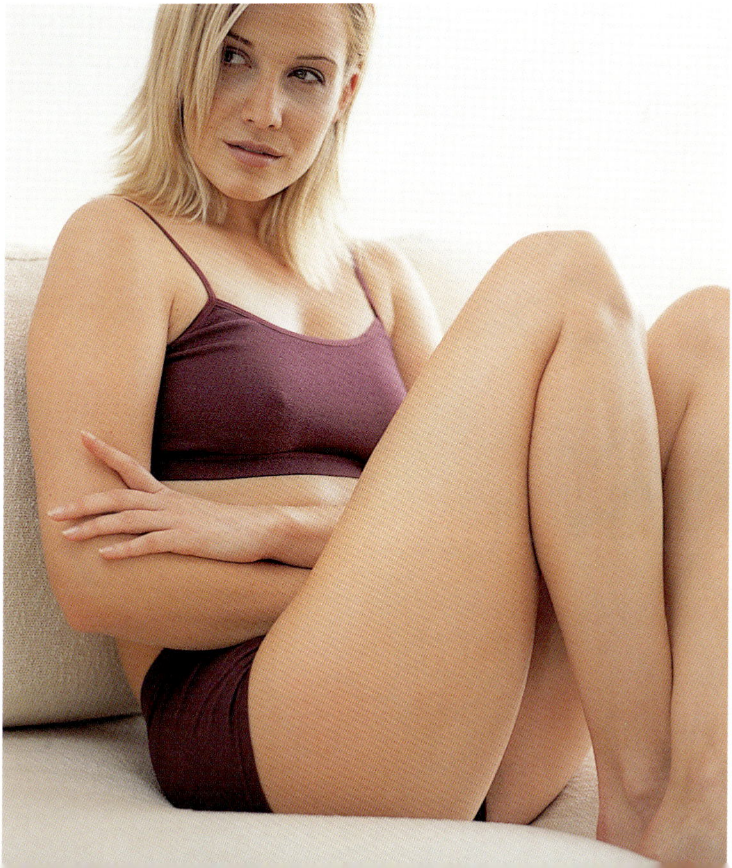

ausfall-schritt

Dies ist eine meiner Lieblingsübungen. Sie ist leicht nachzuvollziehen und trainiert die gesamte Beinmuskulatur. Achten Sie auf eine korrekte Haltung.

Level ① 15 Ausfallschritte pro Bein

Level ② 25 Ausfallschritte pro Bein

1 Machen Sie einen großen Schritt nach vorn. Die Hüfte zeigt nach vorn, die Arme hängen seitlich locker herab. Der Rücken ist gerade, die Bauchmuskeln sind angespannt.

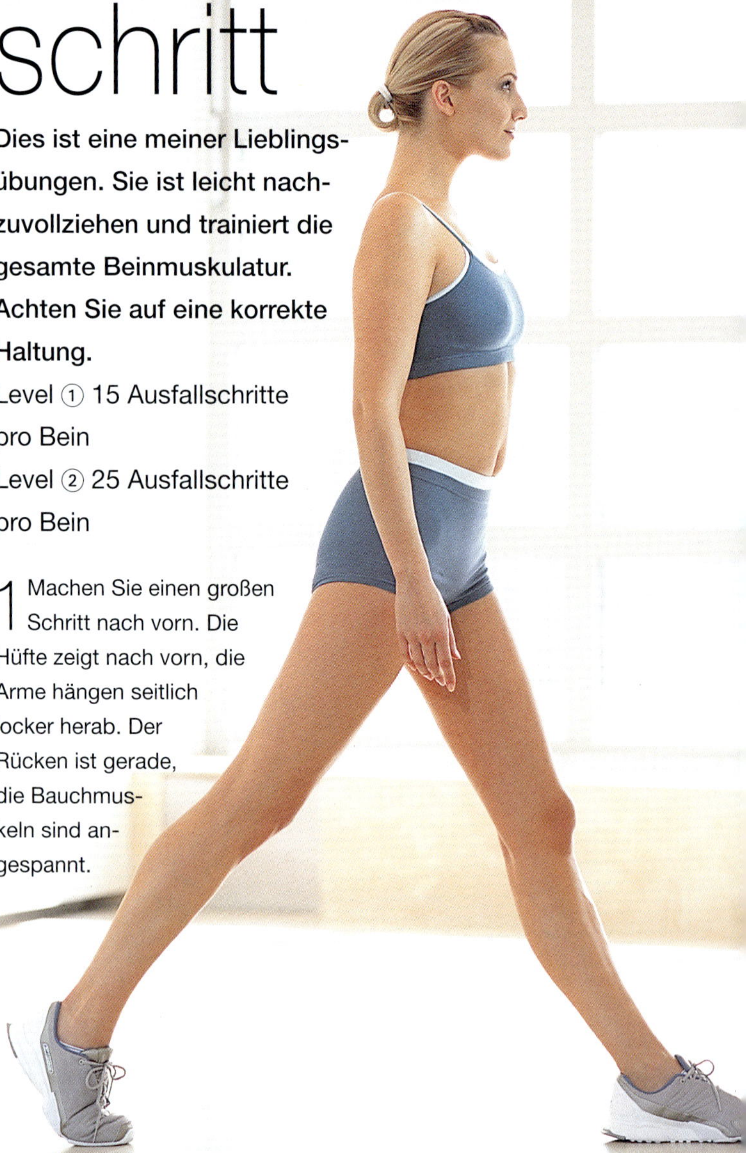

2 Die Beine beugen, bis sich das vordere Knie genau über dem vorderen Fuß befindet. Das Gewicht auf die vordere Ferse verlagern, um die Pomuskeln zu beanspruchen. Langsam in die Ausgangsposition zurückkehren. Die Übung abwechselnd mit beiden Beinen wiederholen, bis die geforderte Anzahl absolviert wurde.

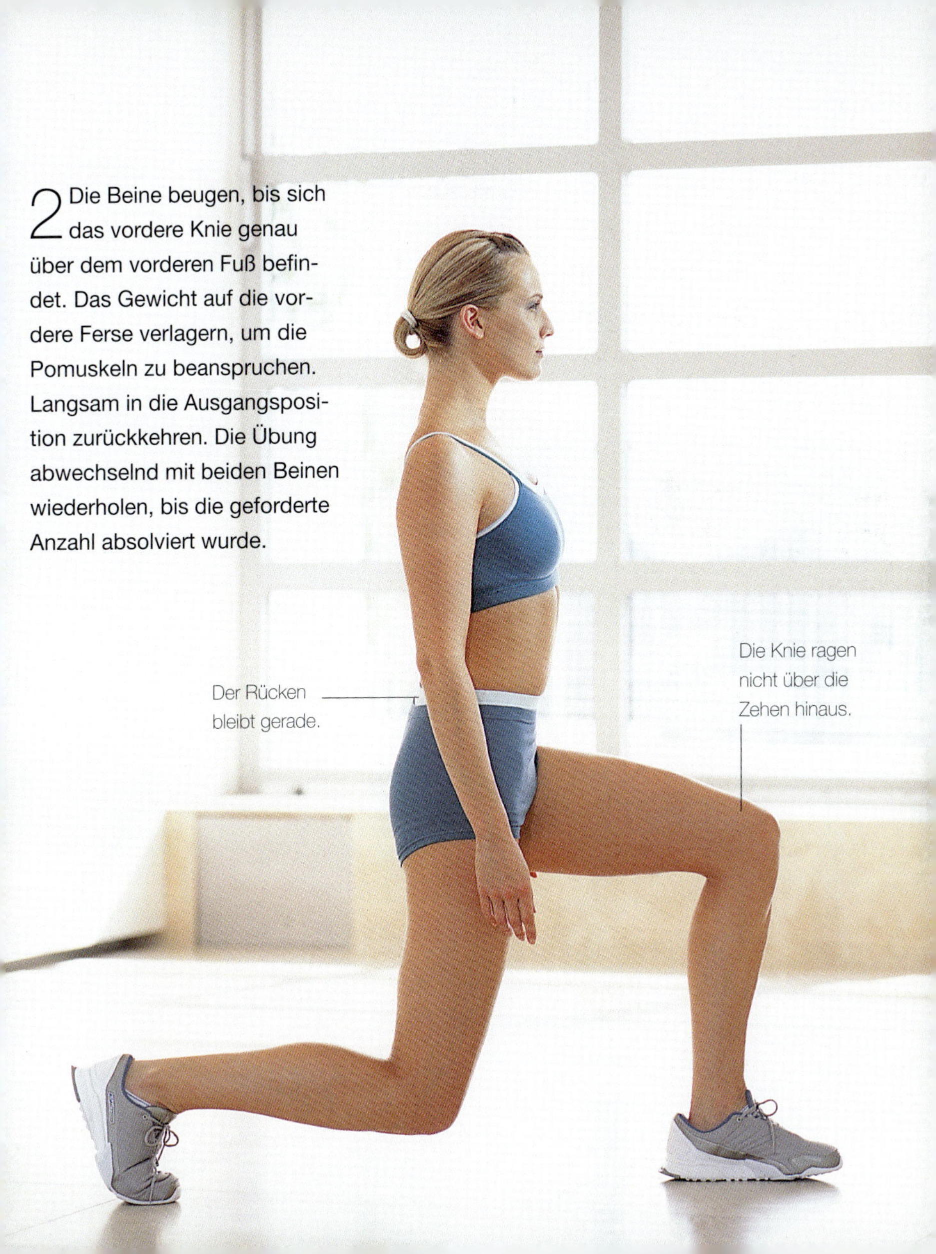
Der Rücken bleibt gerade.
Die Knie ragen nicht über die Zehen hinaus.

einfache brücke

Auch wer sich nicht bewegt, kann seine Muskeln trainieren! Diese Übung beansprucht die gesamte Rumpfmuskulatur.

Level ① 30 Sek. lang halten

Level ② 60 Sek. lang halten

1 Die Zehenspitzen aufstellen. Die Ellbogen befinden sich direkt unter den Schultern.

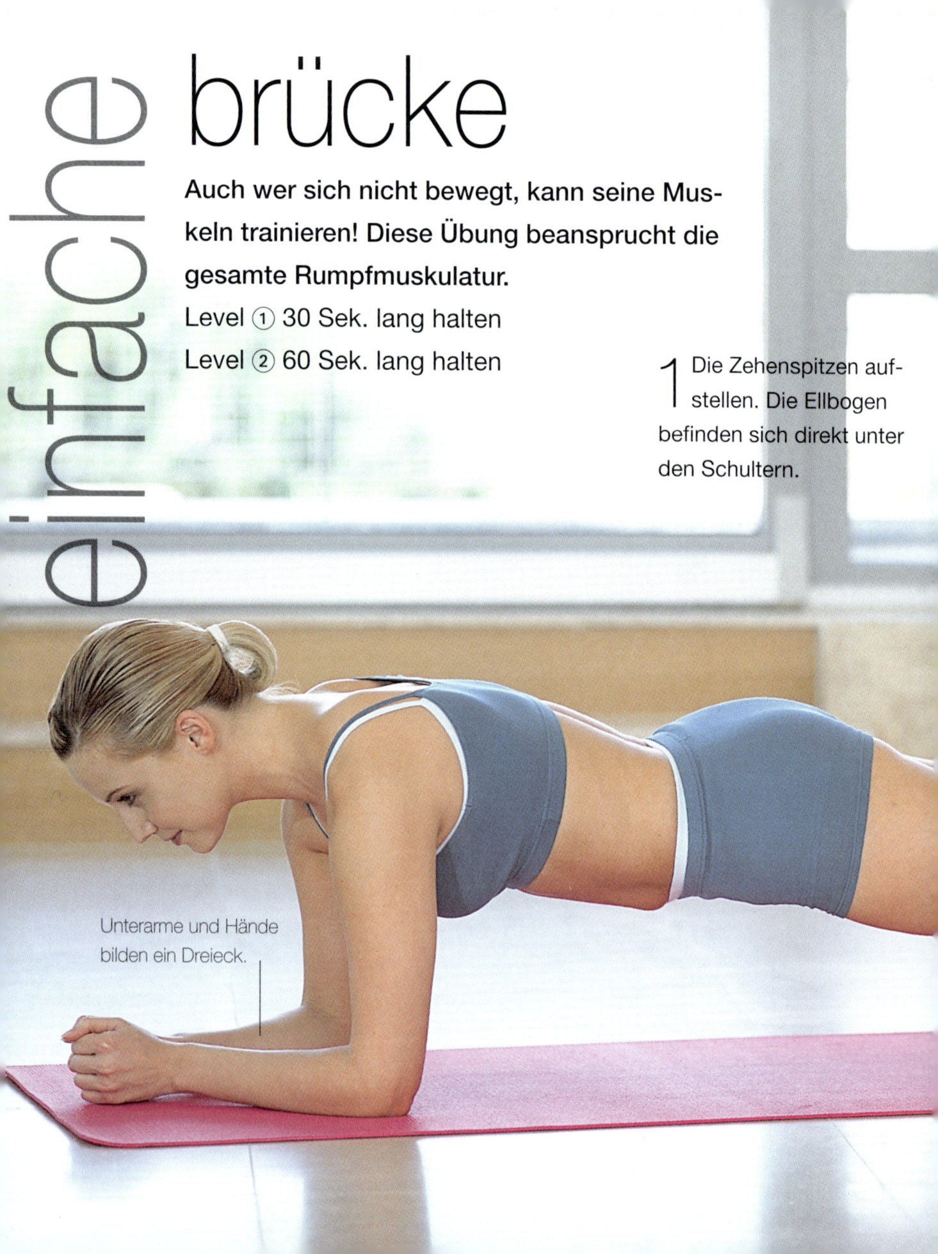

Unterarme und Hände bilden ein Dreieck.

2 Der Körper bildet eine gerade Linie von den Schultern bis zu den Knöcheln. Stemmen Sie sich hoch, sodass Ihr gesamtes Körpergewicht nur auf Ellbogen und Zehenspitzen ruht. Die Bauchmuskeln anspannen, um diese Position zu halten, und kein Hohlkreuz machen. Langsam in die Ausgangsposition zurückkehren.

Workout wiederholen

Nach dieser Übung blättern Sie zurück auf Seite 14 und wiederholen alle Übungen in genau derselben Reihenfolge. Haben Sie die Brücke ein zweites Mal absolviert, fahren Sie mit den Dehnübungen auf den nächsten Seiten fort.

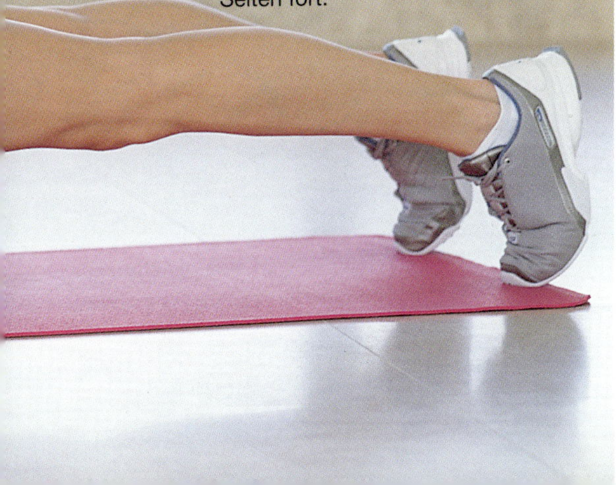

body talk

Weg mit der Zellulitis!

Immer wieder werde ich zum Thema Zellulitis befragt – die gefürchtete Orangenhaut an Po, Schenkeln und Oberarmen. Die Zellulitis schlägt völlig willkürlich zu und trifft auch Menschen, die kein Gramm Fett zu viel haben. Aber wo liegen die Ursachen? Und kann man überhaupt etwas dagegen tun?

- Zellulitis entsteht, wenn sich Giftstoffe in den Fettzellen des Körpers ablagern.
- Regelmäßiges Training und ab und zu eine Massage können vorbeugend wirken.
- Entgiften Sie, um die Fettzellen zu entschlacken. Ersetzen Sie Alkohol, Kaffee und schwarzen Tee durch Wasser, Säfte und Früchtetees.

Beinahe haben Sie’s geschafft – noch ein paar Dehnübungen, und das erste Workout liegt hinter Ihnen. Ein durchtrainierter Po und ein straffer Bauch sind in greifbarer Nähe!

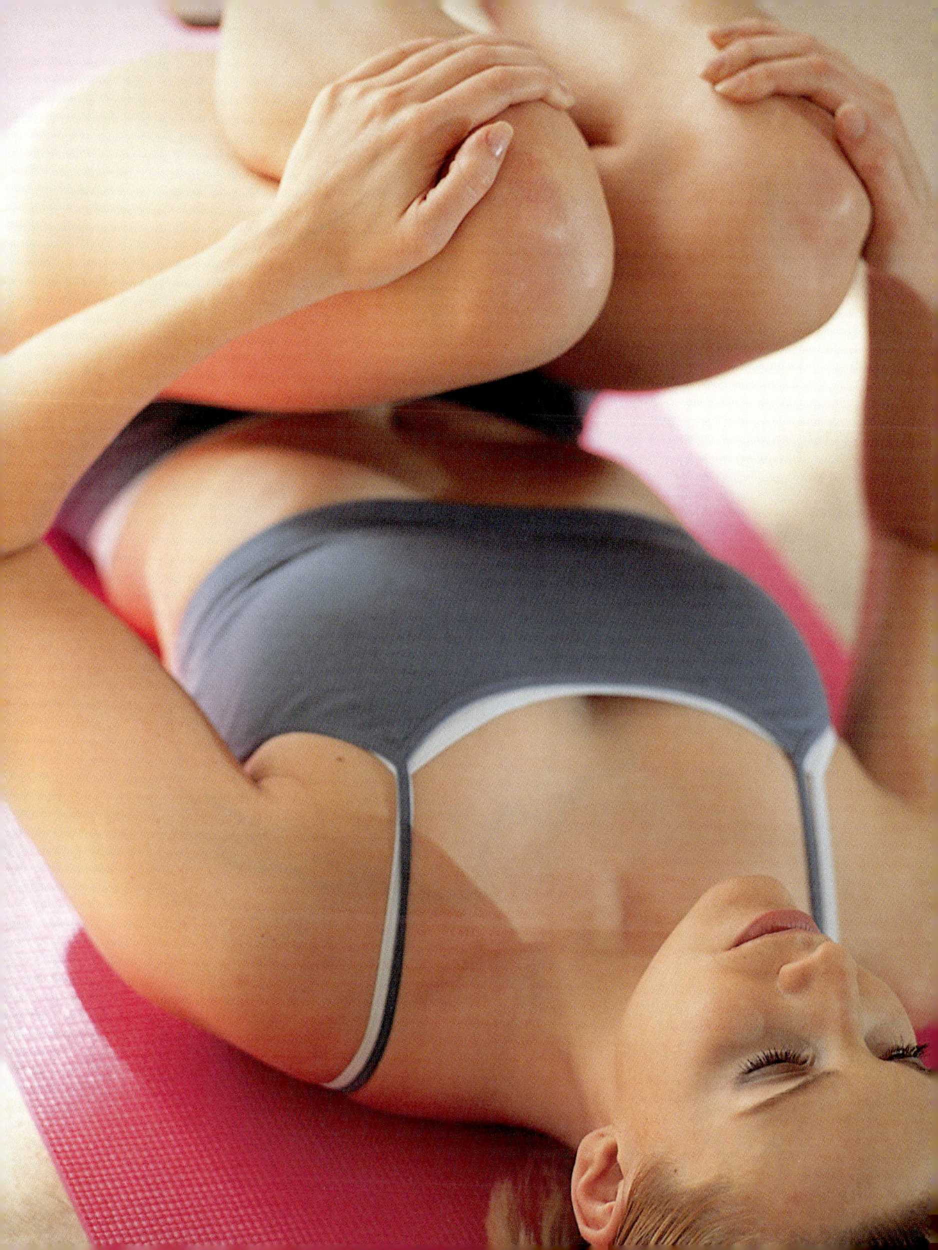

wichtige dehnübungen

Auch wenn es Ihnen gar nicht so vorkommt – das Workout hat Ihre Muskeln verkürzt. Deshalb folgen jetzt fünf Minuten mit Dehnübungen, die Sie in der angegebenen Reihenfolge absolvieren sollten.

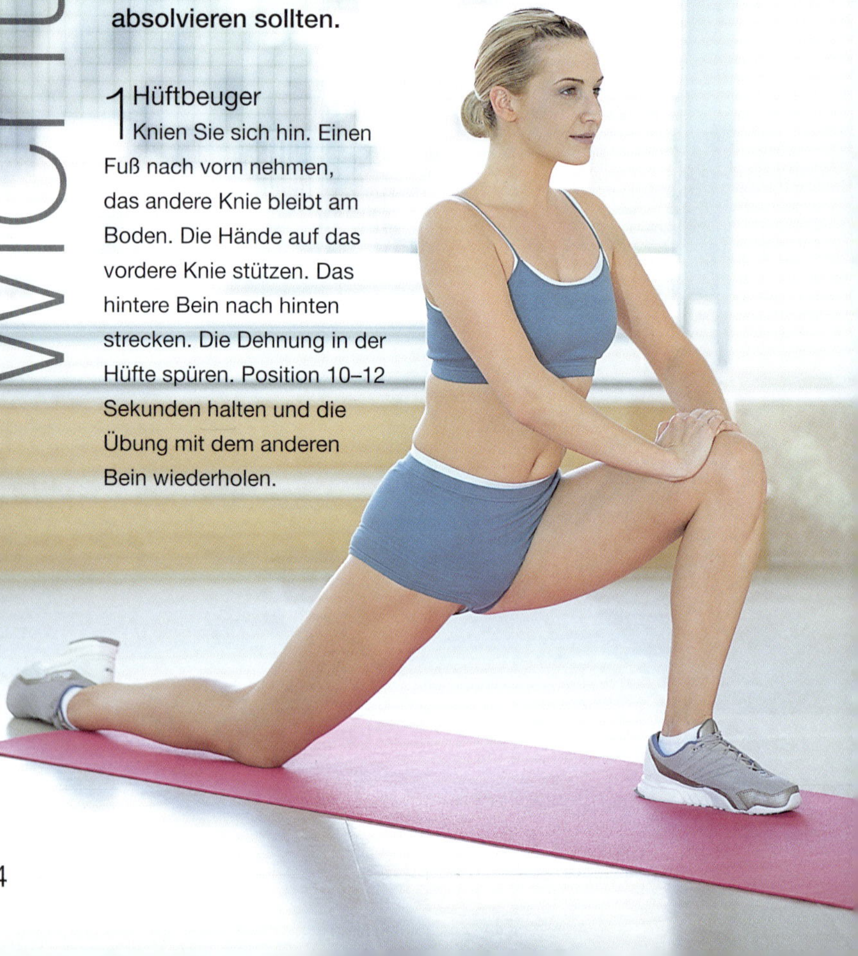

1 Hüftbeuger

Knien Sie sich hin. Einen Fuß nach vorn nehmen, das andere Knie bleibt am Boden. Die Hände auf das vordere Knie stützen. Das hintere Bein nach hinten strecken. Die Dehnung in der Hüfte spüren. Position 10–12 Sekunden halten und die Übung mit dem anderen Bein wiederholen.

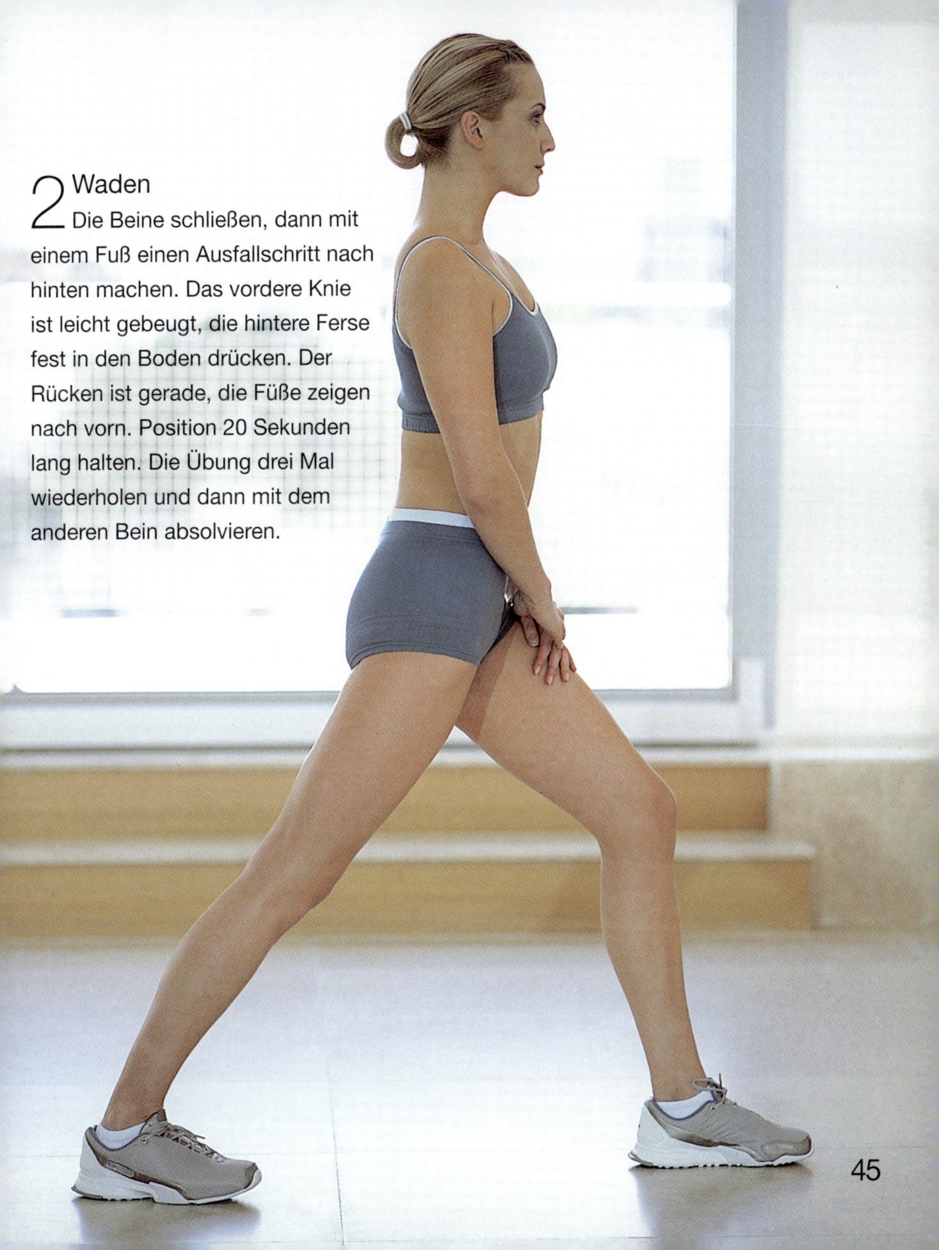

2 Waden

Die Beine schließen, dann mit einem Fuß einen Ausfallschritt nach hinten machen. Das vordere Knie ist leicht gebeugt, die hintere Ferse fest in den Boden drücken. Der Rücken ist gerade, die Füße zeigen nach vorn. Position 20 Sekunden lang halten. Die Übung drei Mal wiederholen und dann mit dem anderen Bein absolvieren.

3 Unterer Rücken

Legen Sie sich auf den Rücken und ziehen Sie die Knie an die Brust, bis Sie die Dehnung im unteren Rücken spüren. Position 10 Sekunden lang halten, dann wieder in die Ausgangsposition zurückkehren.

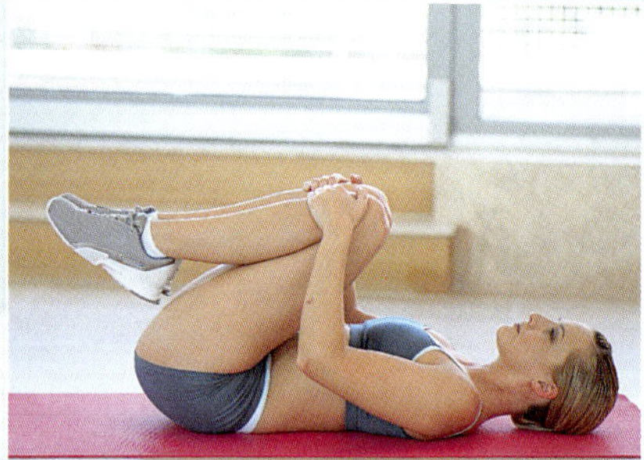

4 Wirbelsäule

Auf dem Rücken liegen bleiben, die Arme auf Schulterhöhe zur Seite strecken. Beide Beine anwinkeln und die Knie so auf eine Seite fallen lassen, dass ein Knie den Boden berührt. Die Schulterblätter bleiben am Boden. Die Dehnung nicht forcieren. 15 Sekunden so verharren, dann langsam in die Ausgangsposition zurückkehren. Die Übung auf der anderen Seite wiederholen.

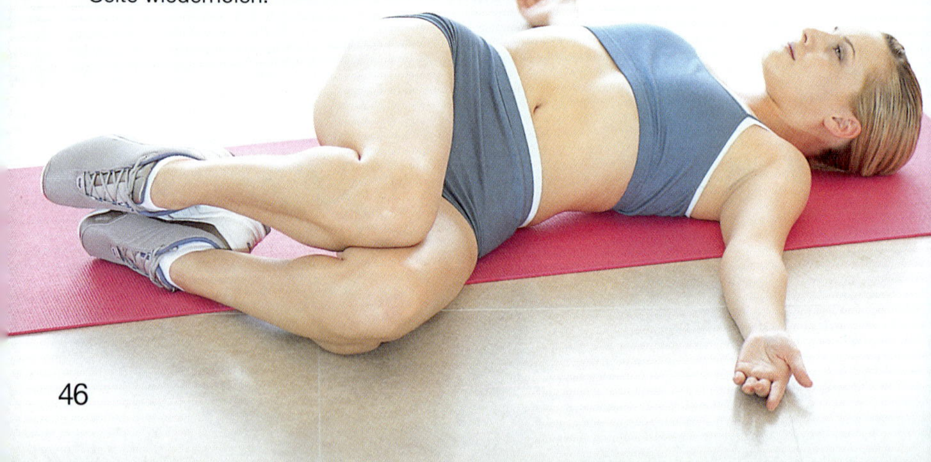

5 Schenkelbeuger

Sich auf den Rücken legen. Das rechte Bein aufstellen und das linke an der Oberschenkelrückseite sowie an der Wade fassen und an den Körper ziehen. Das Bein dabei so gestreckt wie möglich lassen. Die Muskeln 10 Sekunden lang dehnen und die Übung mit dem anderen Bein wiederholen.

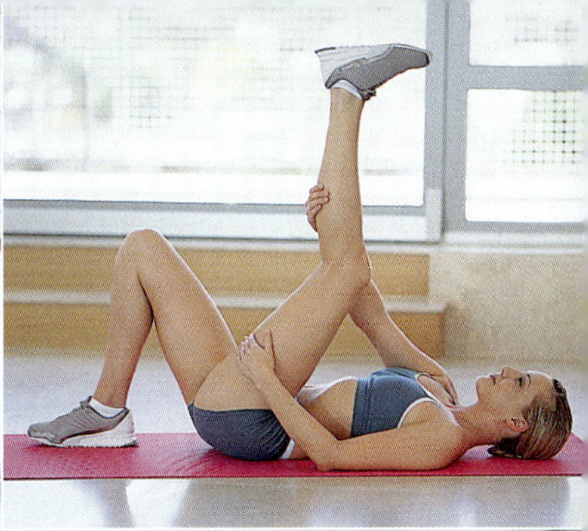

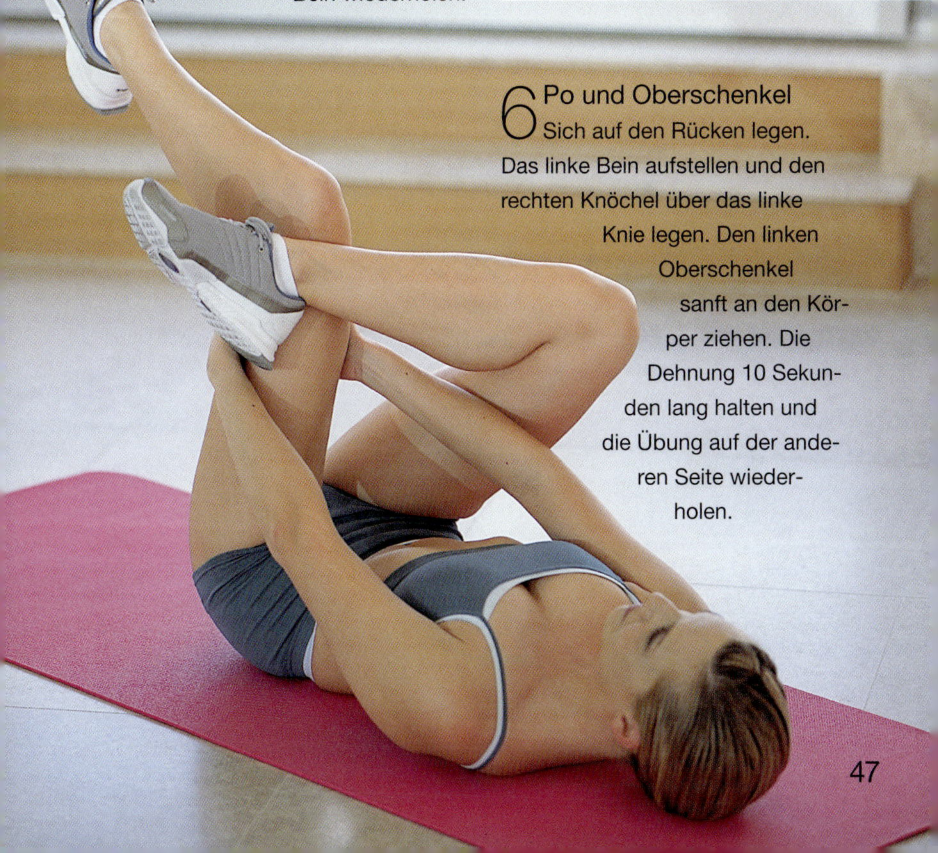

6 Po und Oberschenkel

Sich auf den Rücken legen. Das linke Bein aufstellen und den rechten Knöchel über das linke Knie legen. Den linken Oberschenkel sanft an den Körper ziehen. Die Dehnung 10 Sekunden lang halten und die Übung auf der anderen Seite wiederholen.

workout-forum

Ich trainiere gern für mich allein, lasse mich aber auch gern von einem Trainer mitreißen. Welche Fitness-Kurse führen zu einem straffen Po?

Es gibt spezielle Kurse, die hauptsächlich Po und Bauch ins Visier nehmen. Sie kombinieren regelmäßiges aerobisches Training mit Gymnastik am Boden, die den Problemzonen zu Leibe rückt. Diese Kurse können sehr effektiv sein. »Body-Pump«-Kurse kommen ebenfalls infrage. Aber übertreiben Sie nicht dabei, denn sonst bauen Sie so viele Pomuskeln auf, dass das auch wieder zu unerwünschten Rundungen führt.

Seit ich mit den Workouts angefangen habe, fühle ich mich schon wesentlich wohler in meiner Haut und will auch meine Ernährung umstellen. Was empfehlen Sie?

Es freut mich immer zu hören, wenn meine Fitness-Programme die Leute dazu anregen, gesundheitsbewusster zu leben. Was die Ernährung anbelangt, sollten Sie viel Obst und Gemüse sowie fetten Fisch essen, um den Körper mit möglichst vielen Nährstoffen zu versorgen. Fleisch, Weizen- und Milchprodukte sind in Maßen erlaubt, aber auf Kaffee, schwarzen Tee, Limonaden und Alkohol sollten Sie so weit als möglich verzichten. Statt gesättigter Fettsäuren wie Butter sollten Sie beim Kochen Oliven- und Sonnenblumenöl verwenden.

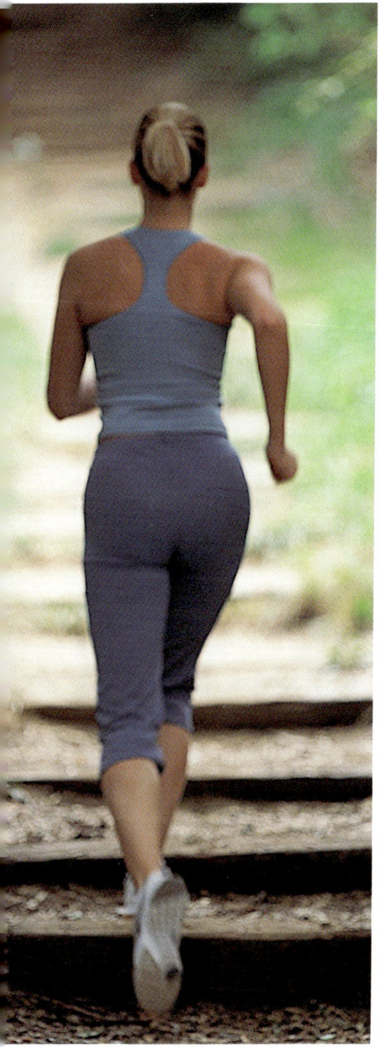

Welche Sportarten sind neben meinem Workout noch geeignet?

Entscheiden Sie sich für eine gelenkschonende Sportart wie Brustkraulen oder Bergauf-Walken oder trainieren Sie am Cross-Trainer im Fitness-Studio. Eine halbe Stunde aerobisches Training bei mäßiger Intensität formt die Figur und hilft dabei, abzunehmen bzw. das Gewicht zu halten. Vergessen Sie im Anschluss das Dehnen nicht. So bleiben Sie beweglich und beugen lästigem Muskelkater vor.

Ich trinke reichlich Wasser während des Trainings, aber gestern hatte ich nach dem Workout trotzdem einen Riesendurst. Ich will nicht so viel trinken, dass ich Seitenstechen bekomme – welche Menge empfehlen Sie mir?

Trinken Sie vor dem Training so viel wie möglich. Während des Workouts sind zwei bis drei Gläser Wasser mehr als genug. Die meisten Menschen trinken zu wenig. Versuchen Sie acht Gläser Wasser (1,5–2 l) pro Tag zu trinken. Gewöhnen Sie sich an zu trinken, bevor Sie durstig werden, denn dann ist Ihr Körper bereits ausgetrocknet.

workout zwei

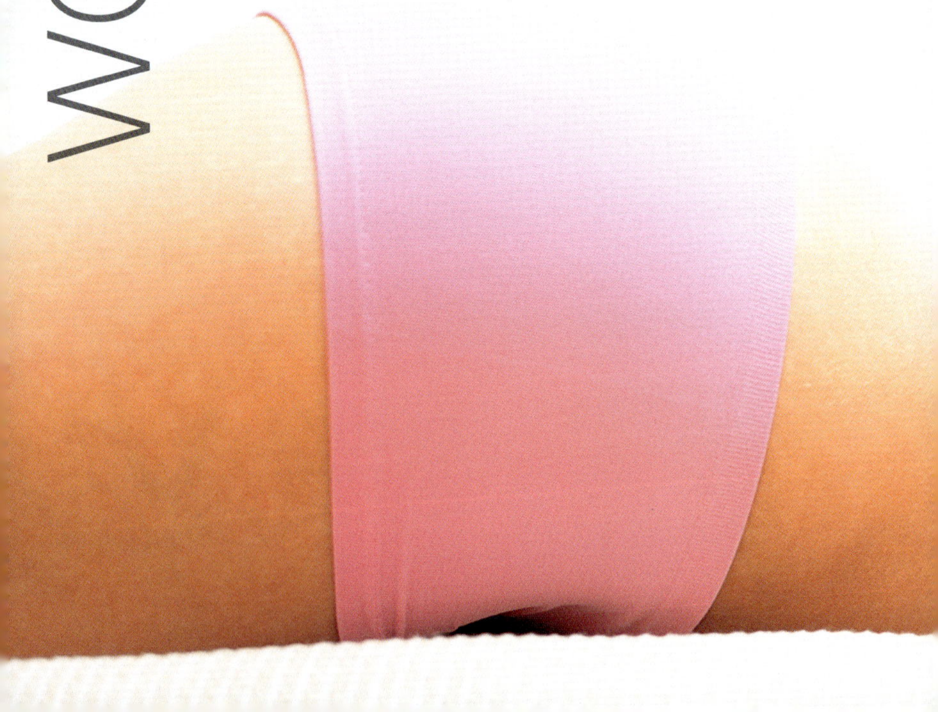

Jetzt wird es noch ein klein wenig anstrengender. Doch Ihre Figur wird es Ihnen danken! Wechseln Sie beide Workouts miteinander ab.

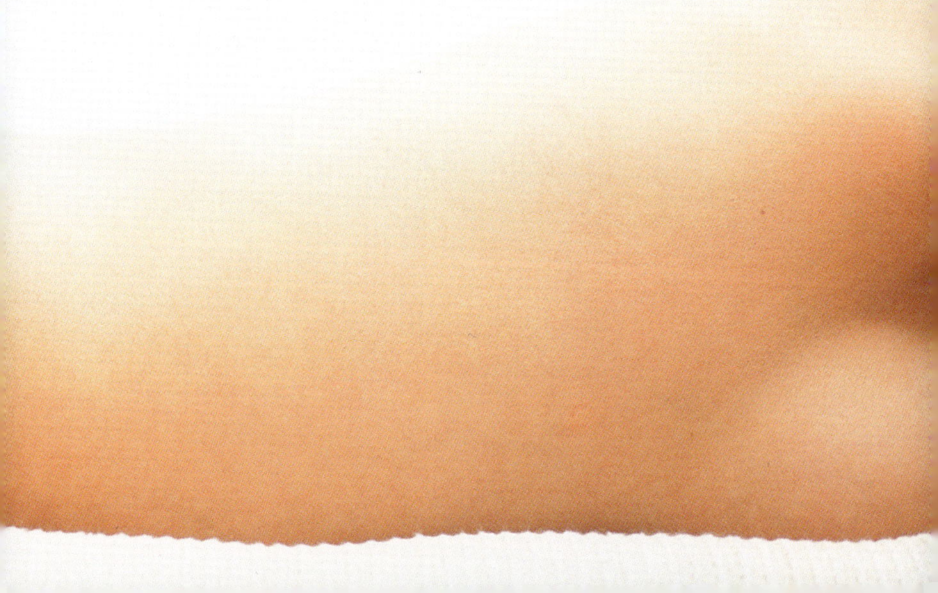

aufwärmtraining

Um Ihre Muskeln auf das Workout vorzubereiten, müssen Sie wieder ein fünf- bis zehnminütiges Aufwärmtraining vorschalten. Wenn Sie das letzte Mal laufen waren, dann versuchen Sie es jetzt mit schnellem Gehen und umgekehrt.

Schnelles Gehen sorgt für einen kleinen, straffen Po, weil es hauptsächlich die Pomuskeln beansprucht.

- Das Kinn oben lassen und geradeaus schauen.
- Die Bauchmuskeln anspannen.
- Die Nacken- und Schulterpartie bleibt entspannt.
- Nicht zu große Schritte machen.

Für das Laufen gilt: Je öfter Sie es tun, desto mehr Spaß macht es. Effektiv wird es, wenn Sie:

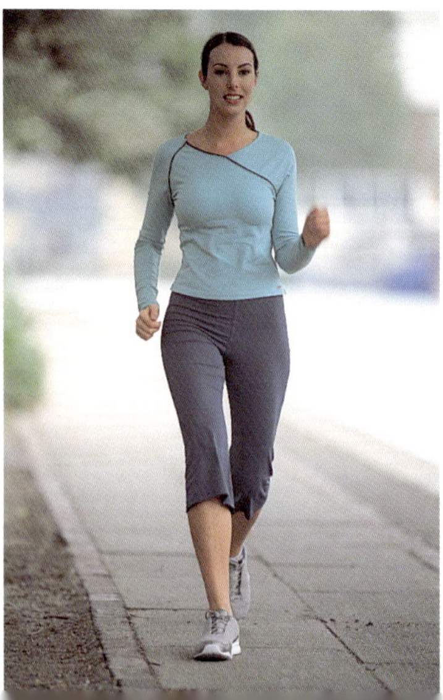

- die Schultern entspannen
- die Arme mitnehmen, um Schwung zu holen – aber dabei nicht übertreiben
- auf eine gerade Haltung achten und die Bauchmuskeln die ganze Zeit über anspannen.

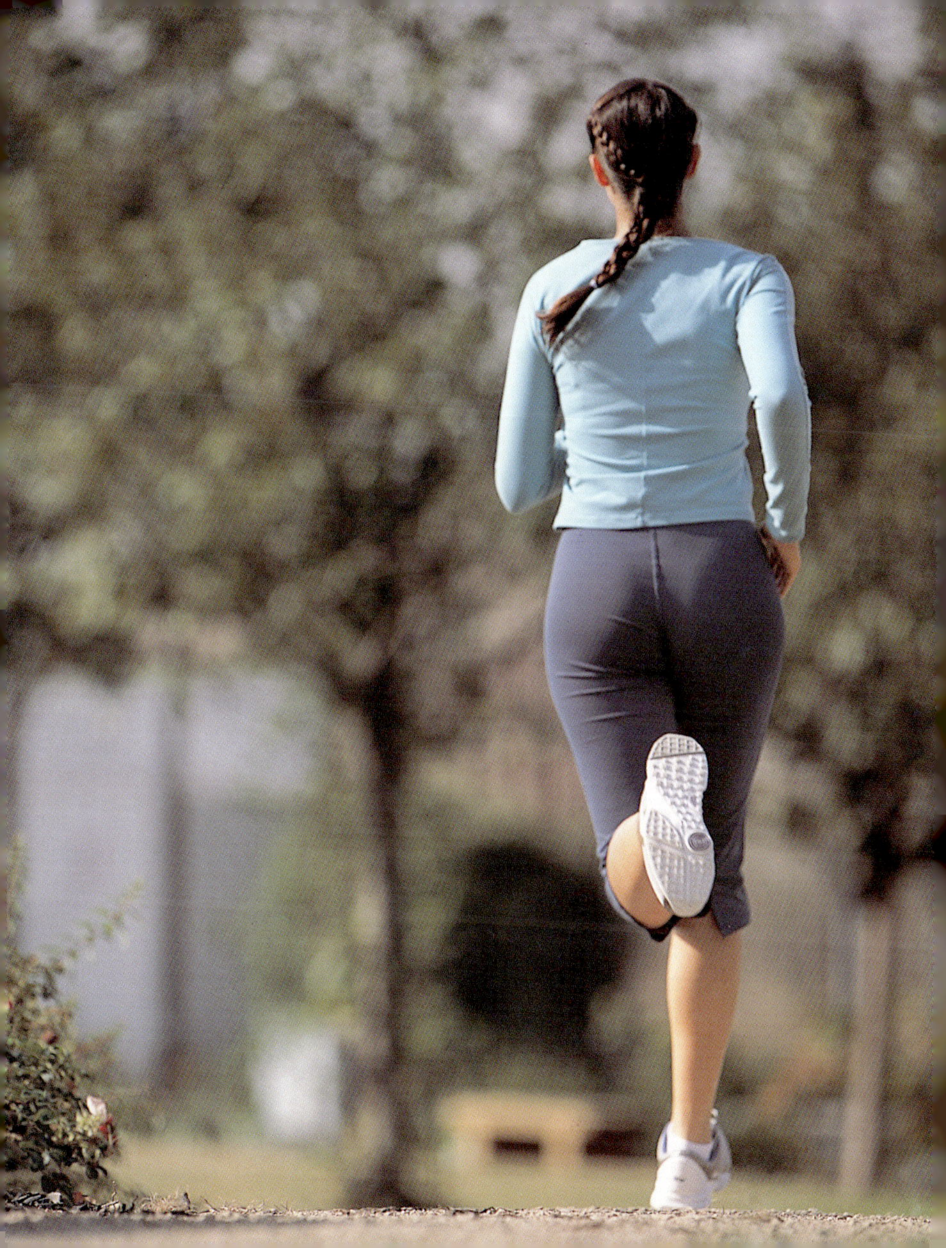

jump-squats

Squats für Fortgeschrittene, die die gesamte Beinmuskulatur trainieren. Jetzt ist Zeit für große Sprünge!

Level ① 15 Squats

Level ② 25 Squats

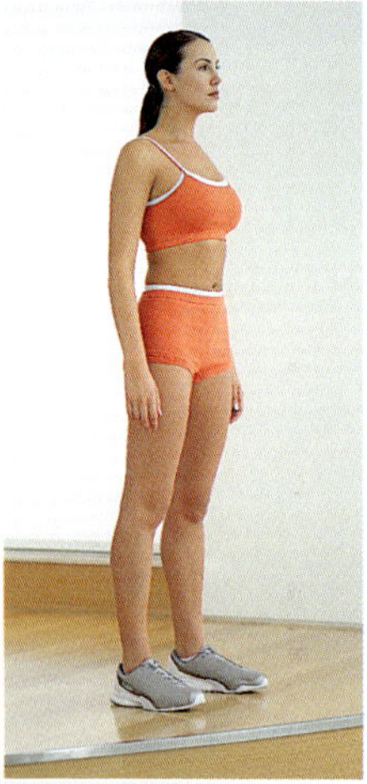

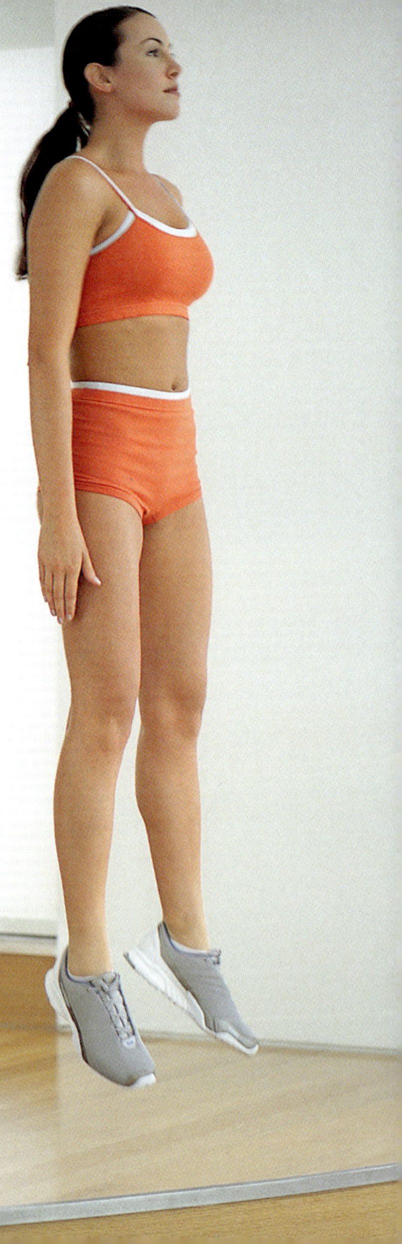

1 Die Füße sind hüftbreit auseinander, der Rücken ist gerade, die Arme hängen seitlich locker herab. Die Knie sind leicht gebeugt. Versuchen Sie so hoch wie möglich zu springen.

2 Auf den Zehenspitzen landen und den Fuß bis zur Ferse abrollen. Die Knie beugen und in die Hocke gehen. Den Rumpf nach vorne beugen und das Körpergewicht auf die Zehenspitzen verlagern. Rumpf, Ober- und Unterschenkel bilden je einen 90°-Winkel. Wieder in die Luft springen.

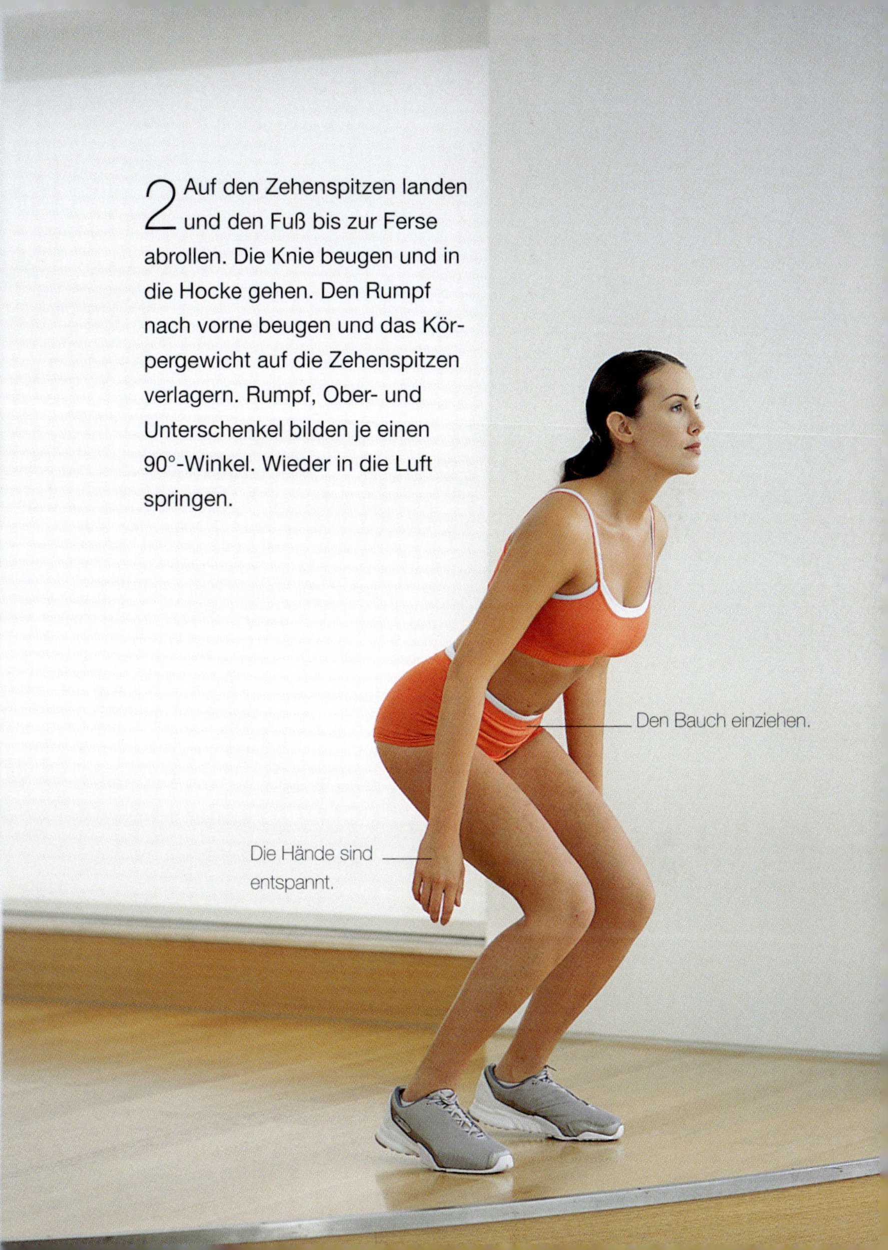

brücke zur seite

Diese Übung trainiert die schrägen Bauchmuskeln und lässt »Rettungsringe« spurlos verschwinden.

Level ① Position pro Seite 30 Sek. lang halten

Level ② Position pro Seite 60 Sek. lang halten

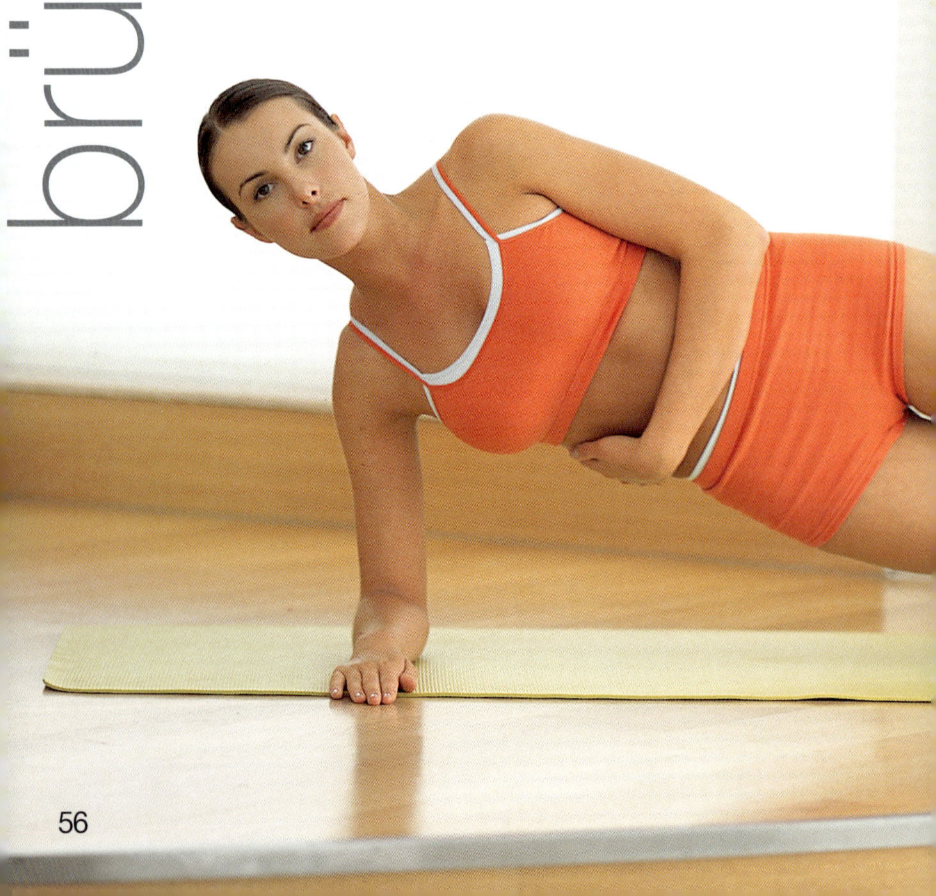

Legen Sie sich auf die Seite und stützen Sie sich auf Ellbogen und Unterarm. Der Unterarm befindet sich direkt unter Ihrer Schulter. Einen Fuß auf den anderen legen und sich dann so nach oben stemmen, dass der Körper von Kopf bis Fuß eine gerade Linie bildet. Die schrägen Bauchmuskeln anspannen, um die Position zu halten und eine Hand auf den Bauch legen, um nicht aus dem Gleichgewicht zu kommen. Langsam in die Ausgangsposition zurückkehren und die Übung auf der anderen Seite wiederholen.

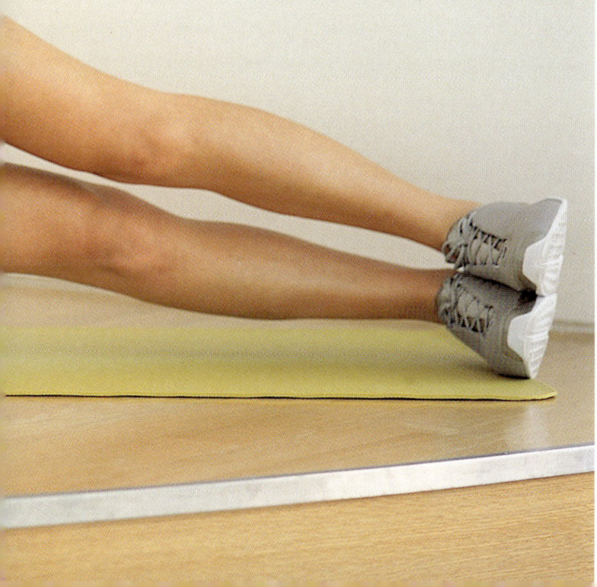

body talk

Nicht übertreiben!

Wer mehrmals die Woche ins Fitness-Studio geht, um sich ausschließlich den Problemzonen zu widmen, sollte sich nicht wundern, wenn sein Po-umfang zunimmt. Step-Kurse, Trainieren auf dem Stepper, Radfahren und Rollerbladen sind alles Workouts, die die Pomuskeln besonders intensiv beanspruchen – also übertreiben Sie es nicht damit! Laufen Sie stattdessen bergauf, kraulen Sie ein paar Bahnen im Schwimmbad oder trainieren Sie auf dem Cross-Trainer im Fitness-Studio.

richtig essen

Tagsüber esse ich sehr gesund, aber abends kann ich mich nicht beherrschen und verschlinge Unmengen von Eiskrem und Weißbrot. Was kann ich dagegen tun?

Das geht vielen Menschen so, und zwar aus zweierlei Gründen: Versuchen Sie tagsüber genügend zu essen, damit Sie abends nicht so ausgehungert sind. Greifen Sie zu Nahrungsmitteln, die langfristig Energie spenden. Beginnen Sie den Tag mit einem ordentlichen Frühstück. Lassen Sie das Mittagessen nicht ausfallen, nur um sich dann nachmittags mit Süßigkeiten vollzustopfen. Knabbern Sie stattdessen ein bisschen rohes Gemüse oder essen Sie Obst, um derartigen Fressattacken vorzubeugen.

Ich habe einmal gehört, dass man in der halben Stunde direkt nach dem Workout essen kann, was und so viel man mag – der Körper verbrennt alles. Stimmt das?

Ihr Grundumsatz ist nach dem Workout mit Sicherheit erhöht, sodass Sie mehr Kalorien verbrauchen. Doch was Ihr Körper nach dem Sport wirklich braucht, sind Kohlenhydrate wie Vollkornbrot, Wildreis, Gemüse oder Hülsenfrüchte. Aus diesem Grund sollten Sie etwas Vernünftiges essen, anstatt Ihr Training durch ungesundes, nährstoffarmes Essen wieder zunichte zu machen.

Was sollte ich vor bzw. nach dem Workout essen?

Sowohl vor als auch nach dem Training sind leicht verdauliche Kohlenhydrate die beste Wahl (s. S. 58). Sie sind die perfekten Energiespender. Idealerweise sollten Sie drei Stunden vor dem Workout essen, damit Sie auf leeren Magen trainieren können. Wenn das nicht geht, dann möglichst eine Stunde vor dem Training nichts mehr essen, weil sich das negativ auf den Blutzuckerspiegel auswirken kann.

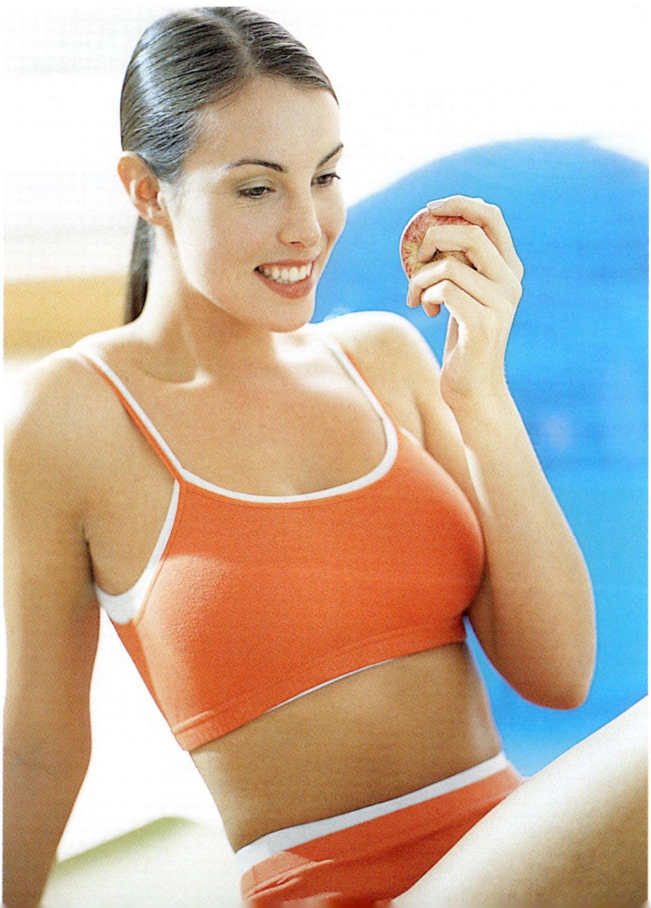

ausfallschritt nach vorn

Für diese Übung brauchen Sie viel Platz. Wechseln Sie wenn nötig die Richtung.

Level ① und ②: 20 Ausfallschritte

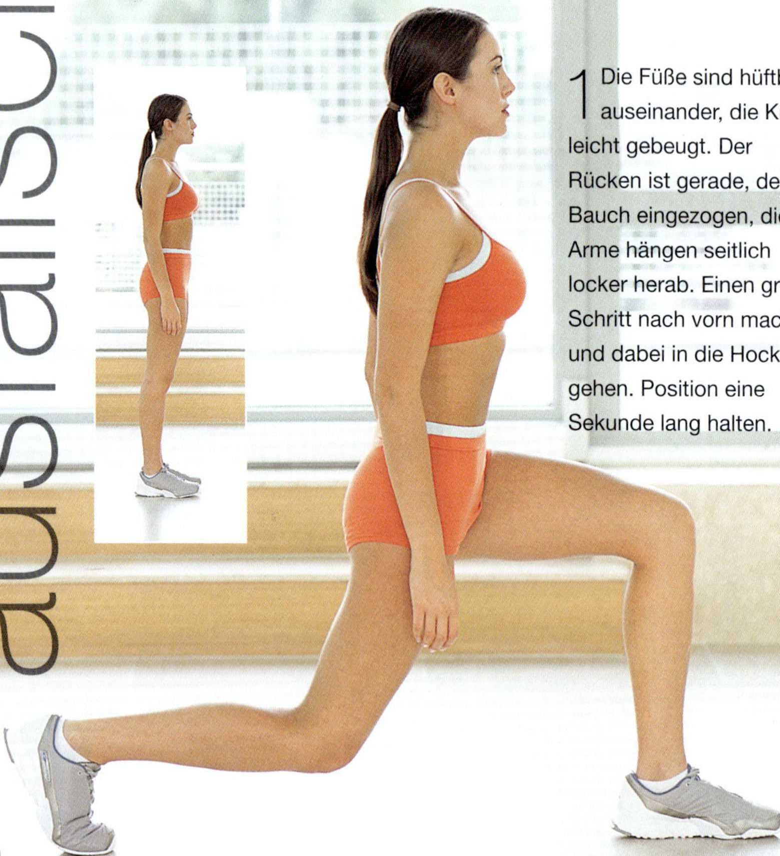

1 Die Füße sind hüftbreit auseinander, die Knie leicht gebeugt. Der Rücken ist gerade, der Bauch eingezogen, die Arme hängen seitlich locker herab. Einen großen Schritt nach vorn machen und dabei in die Hocke gehen. Position eine Sekunde lang halten.

2 Hochkommen, dann mit dem anderen Bein einen großen Schritt nach vorn machen. Dabei erneut in die Hocke gehen und fortfahren wie bei Schritt 1.

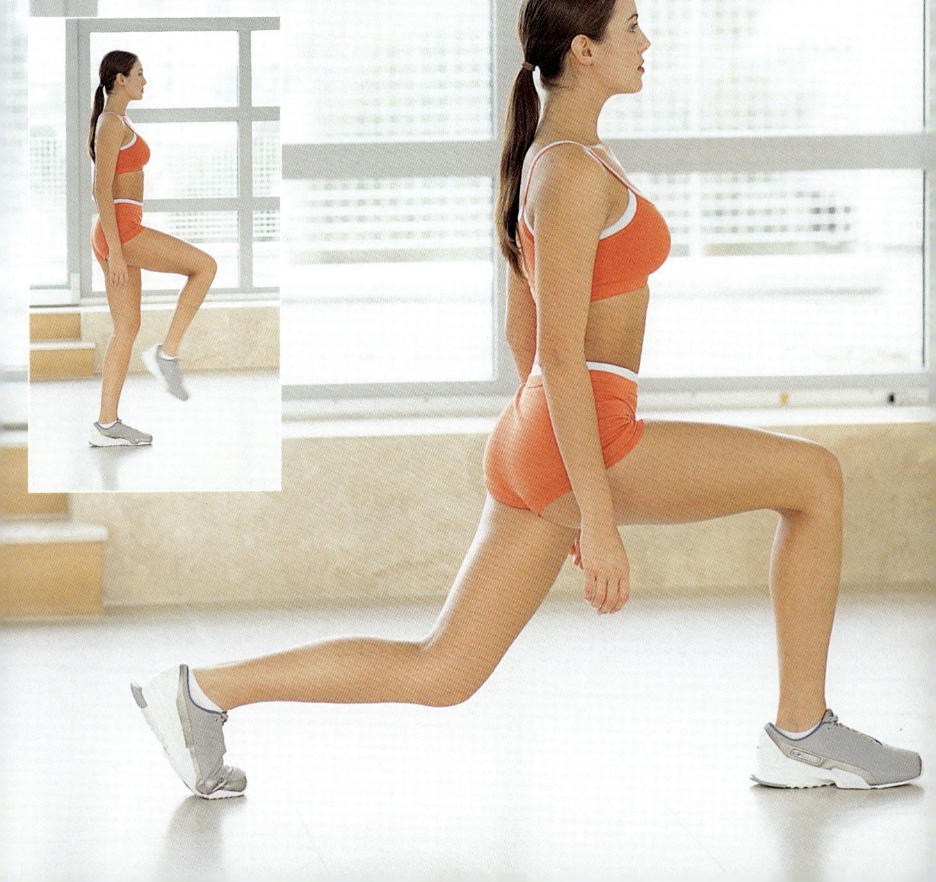

brücke mit bein anheben

Es ist ziemlich schwierig, bei dieser Übung auf einem Bein zu balancieren – aber dafür umso besser für die Taille!

Level ① Position pro Bein 20 Sek. lang halten

Level ② Position pro Bein 40 Sek. lang halten

1 Legen Sie sich auf den Bauch. Die Zehenspitzen aufstellen, die Ellbogen befinden sich direkt unter den Schultern.

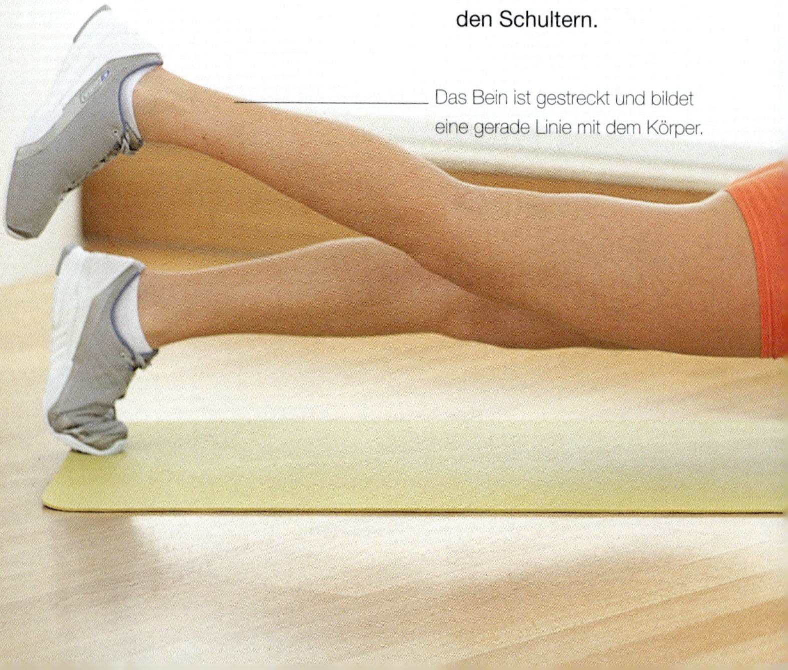

Das Bein ist gestreckt und bildet eine gerade Linie mit dem Körper.

2 Stemmen Sie sich hoch, sodass Ihr gesamtes Körpergewicht auf Ellbogen, Unterarmen und Zehenspitzen ruht. Ihr Körper bildet von den Schultern bis zu den Knöcheln eine gerade Linie. Jetzt ein Bein 15–30 cm hoch anheben. Die Position die geforderte Zeit halten, die Bauchmuskeln dabei anspannen. Langsam in die Ausgangsposition zurückkehren. Übung mit dem anderen Bein wiederholen.

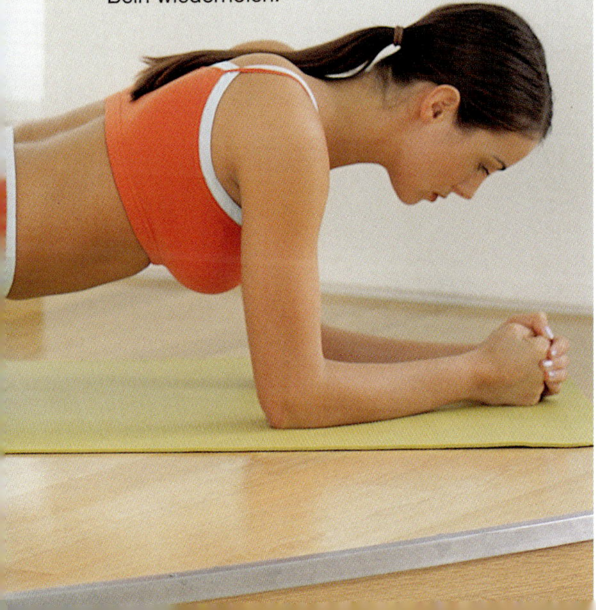

achtung!

Bauch anspannen

Die Brücke wirkt wahre Wunder, was Ihre Taille betrifft. Es lohnt sich also, diese Übung korrekt auszuführen. Das ist leichter gesagt als getan. Wenn Sie zu schwanken beginnen, sobald Sie ein Bein anheben, dann kontrollieren Sie, ob die Bauchmuskeln angespannt sind. Sie helfen Ihnen dabei, das Gleichgewicht zu wahren. Heben Sie das Bein etwas weniger an. Beginnen Sie mit einigen Zentimetern, bis Sie es nach ein paar Workouts schaffen, das Bein 30 cm über dem Boden zu halten.

step-ups zur seite

Eine wirklich leichte Übung. Aber legen Sie Tempo vor, damit Sie Ihren Puls auf Trab bringen!

Level ① 20 Step-ups

Level ② 30 Step-ups

1 Stellen Sie sich seitlich neben eine Stufe, die Arme hängen locker am Körper herab. Mit einem Fuß hochsteigen und den Körper dabei nach oben stemmen.

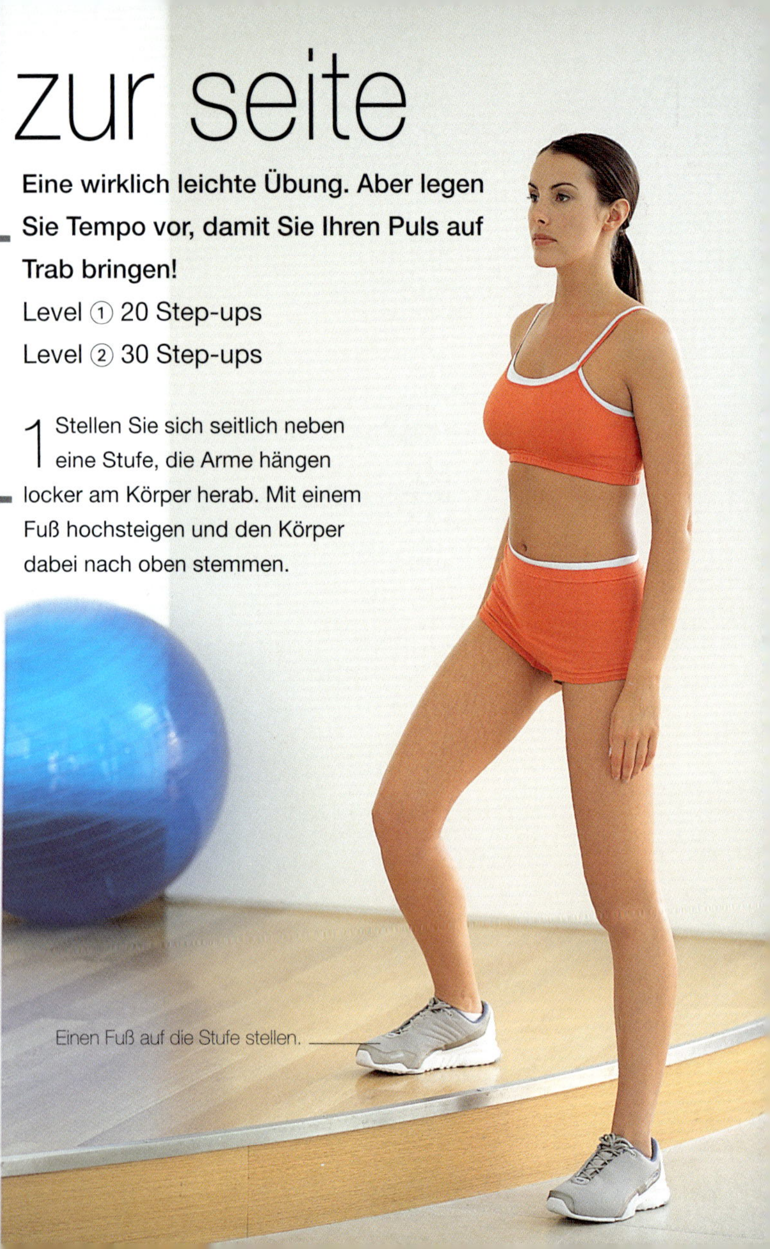

Einen Fuß auf die Stufe stellen.

2 Den zweiten Fuß nachziehen. Die Füße schließen und dann mit dem ersten Fuß wieder hinuntersteigen. Die Übung in rascher Abfolge wiederholen. Beim nächsten Workout den anderen Fuß nehmen.

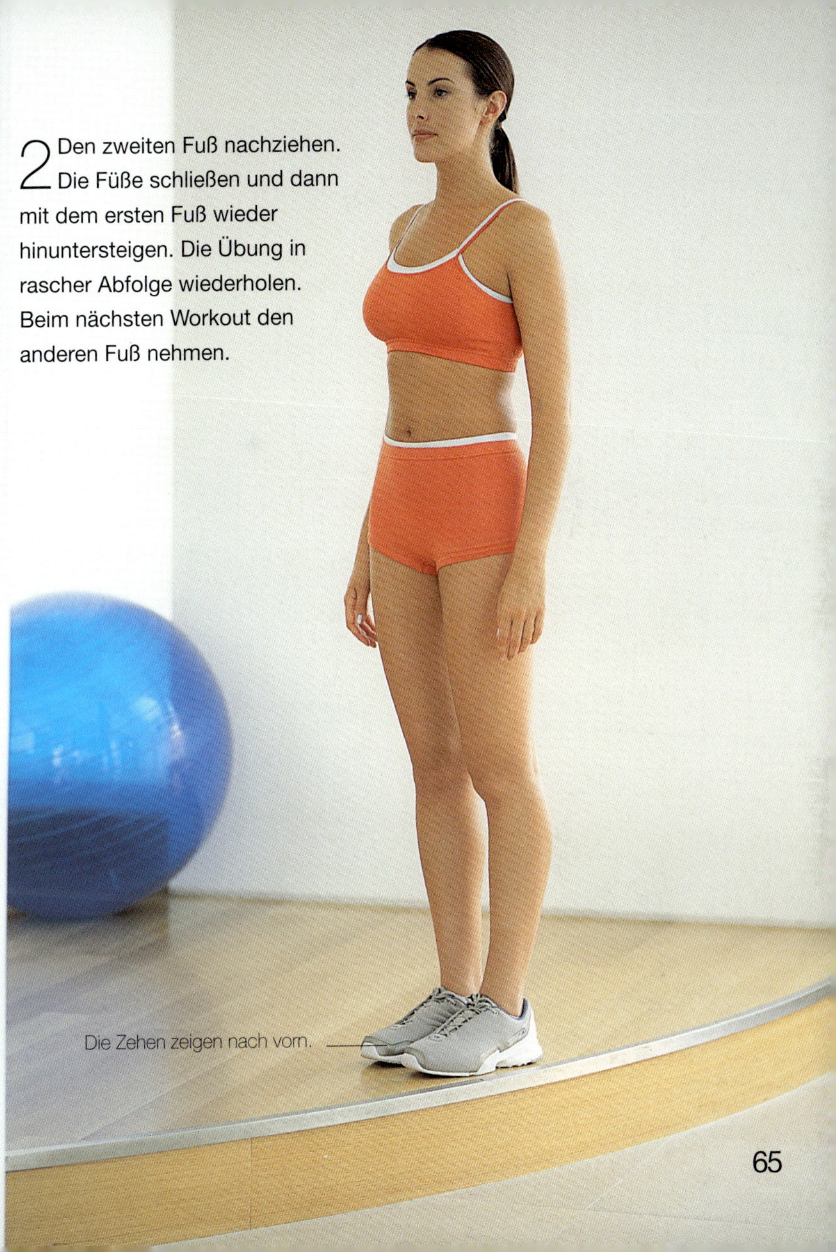

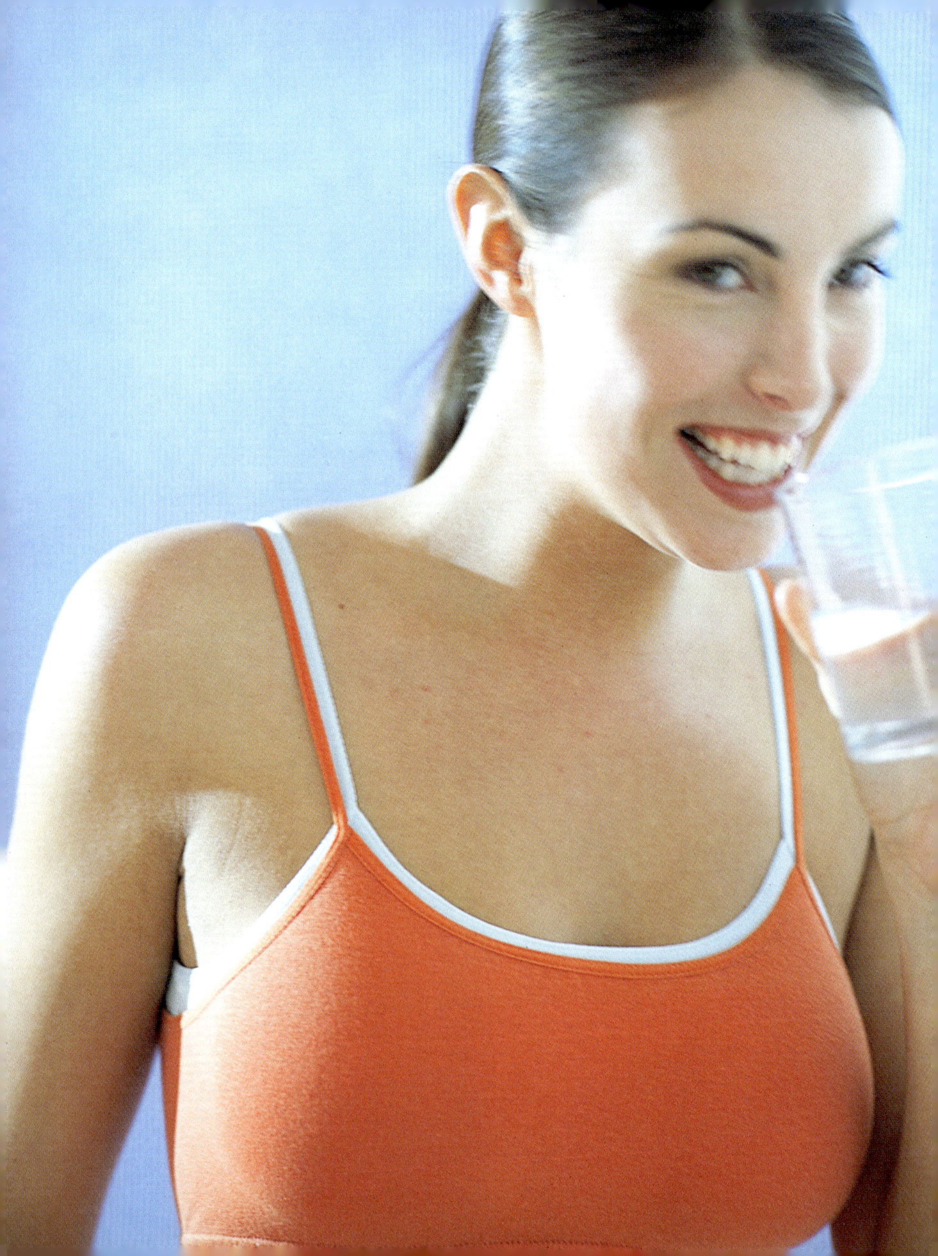

Wenn Sie trainieren, benötigt Ihr Körper Wasser, egal, ob Sie schwitzen oder nicht. Gewöhnen Sie sich an, alle paar Minuten einen Schluck zu nehmen und während jedes Workouts mindestens einen halben Liter zu trinken.

super-brücke zur seite

Die Hüfte bei dieser Übung nicht nach vorn oder hinten kippen. Die schrägen Bauchmuskeln anspannen, um die Bewegung langsam und kontrolliert auszuführen.

Level ① 5–10 Lifts pro Seite

Level ② 10–20 Lifts pro Seite

1 Legen Sie sich auf die Seite. Der Ellbogen befindet sich direkt unter der Schulter. Einen Fuß auf den anderen legen, die andere Hand vor dem Körper aufstützen, um das Gleichgewicht zu halten.

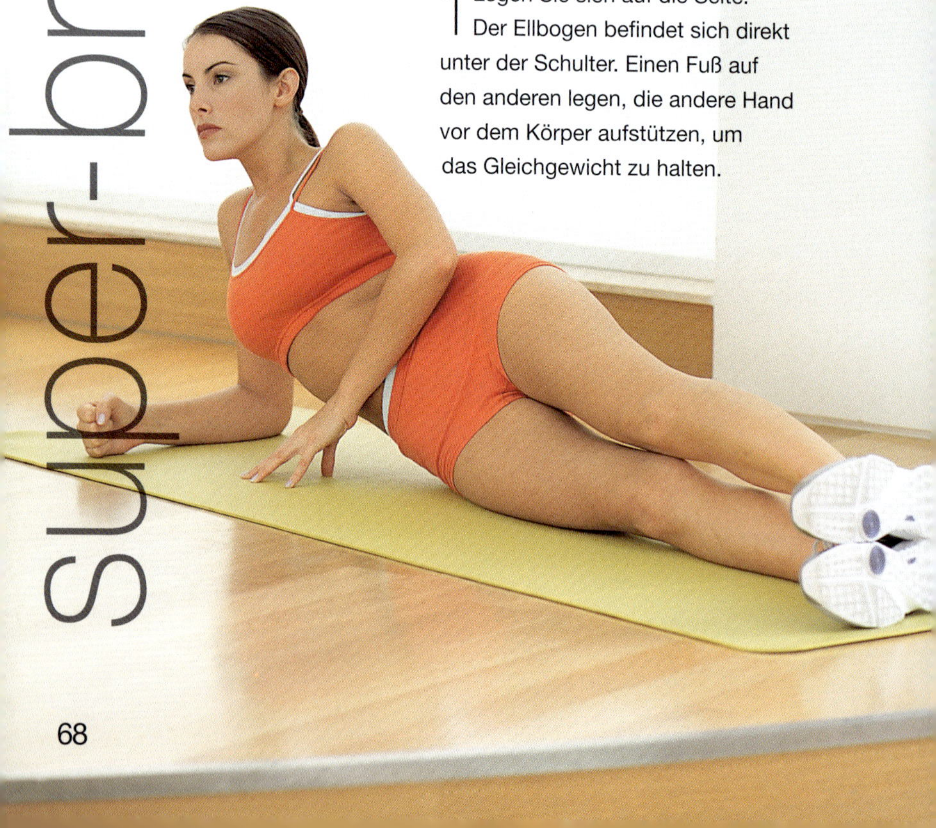

2 Den Körper mit Hilfe des aufgestützten Arms nach oben drücken, die Hüfte so weit anheben, wie Sie können. Der Körper bildet eine gerade Linie – nicht nach hinten oder vorn kippen. Langsam in die Ausgangsposition zurückkehren. Haben Sie alle erforderlichen Lifts absolviert, die Übung auf der anderen Seite wiederholen.

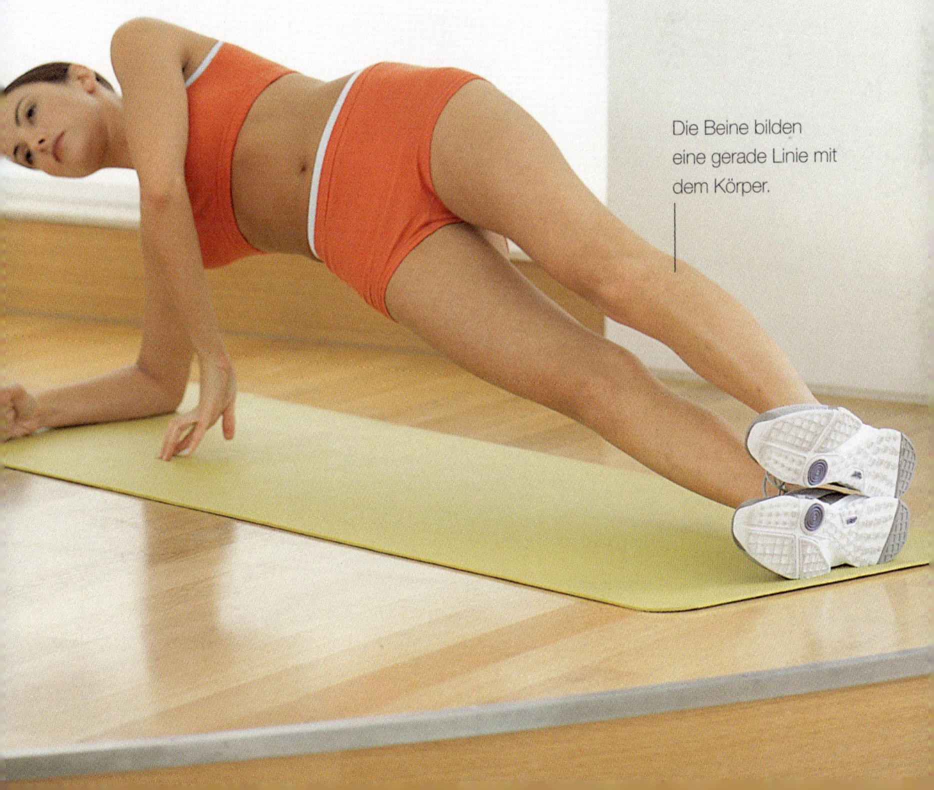

Die Beine bilden eine gerade Linie mit dem Körper.

umgekehrtes bauchpressen

Eine effektive Variante zum normalen Bauchpressen. Das Anheben der Beine trainiert vor allem die unteren Bauchmuskeln und macht die Übung besonders intensiv.

Level ① 15 Mal Bauchpressen
Level ② 30 Mal Bauchpressen

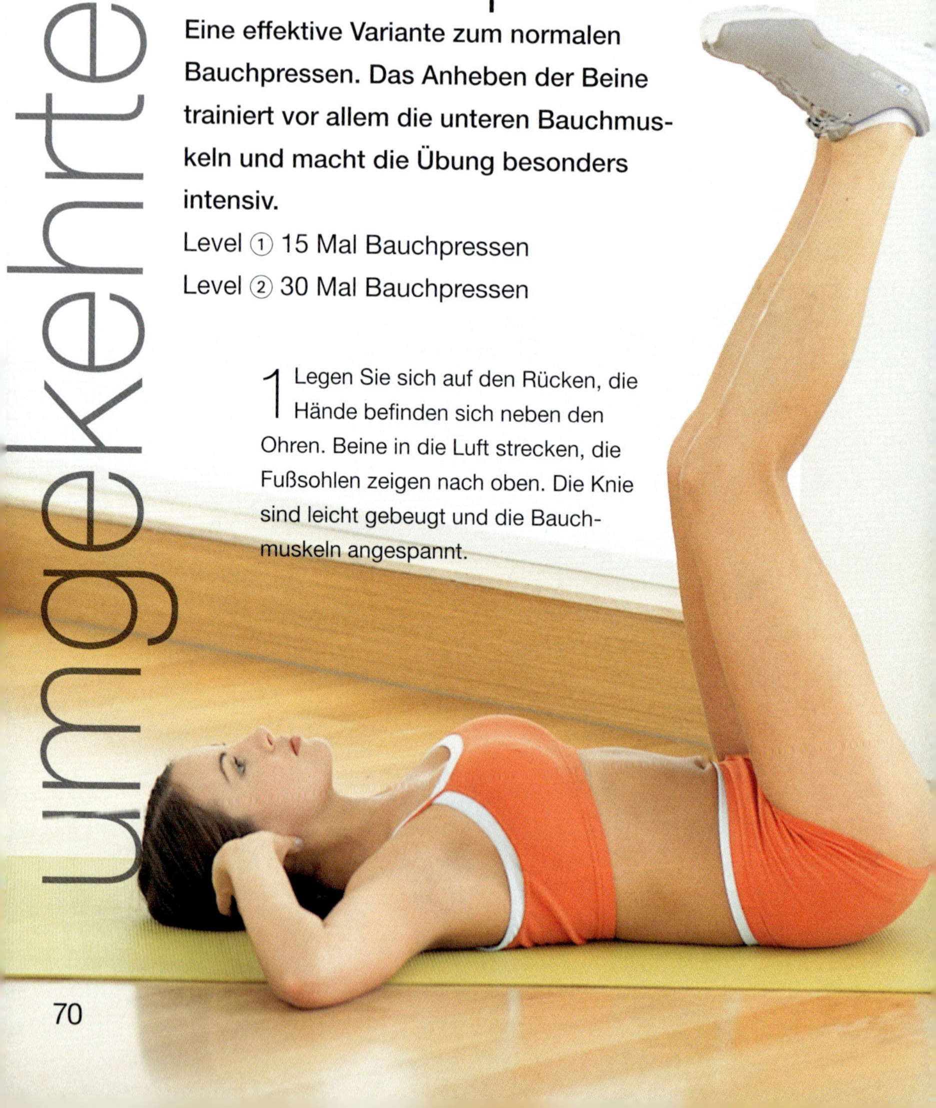

1 Legen Sie sich auf den Rücken, die Hände befinden sich neben den Ohren. Beine in die Luft strecken, die Fußsohlen zeigen nach oben. Die Knie sind leicht gebeugt und die Bauchmuskeln angespannt.

2 Den Bauch einziehen und mit dem Oberkörper hochkommen. Nacken und Schultern bleiben entspannt, der Blick geht an die Decke. Zwischen Kinn und Brust sollte ein Apfel passen. Langsam in die Ausgangsposition zurückkehren.

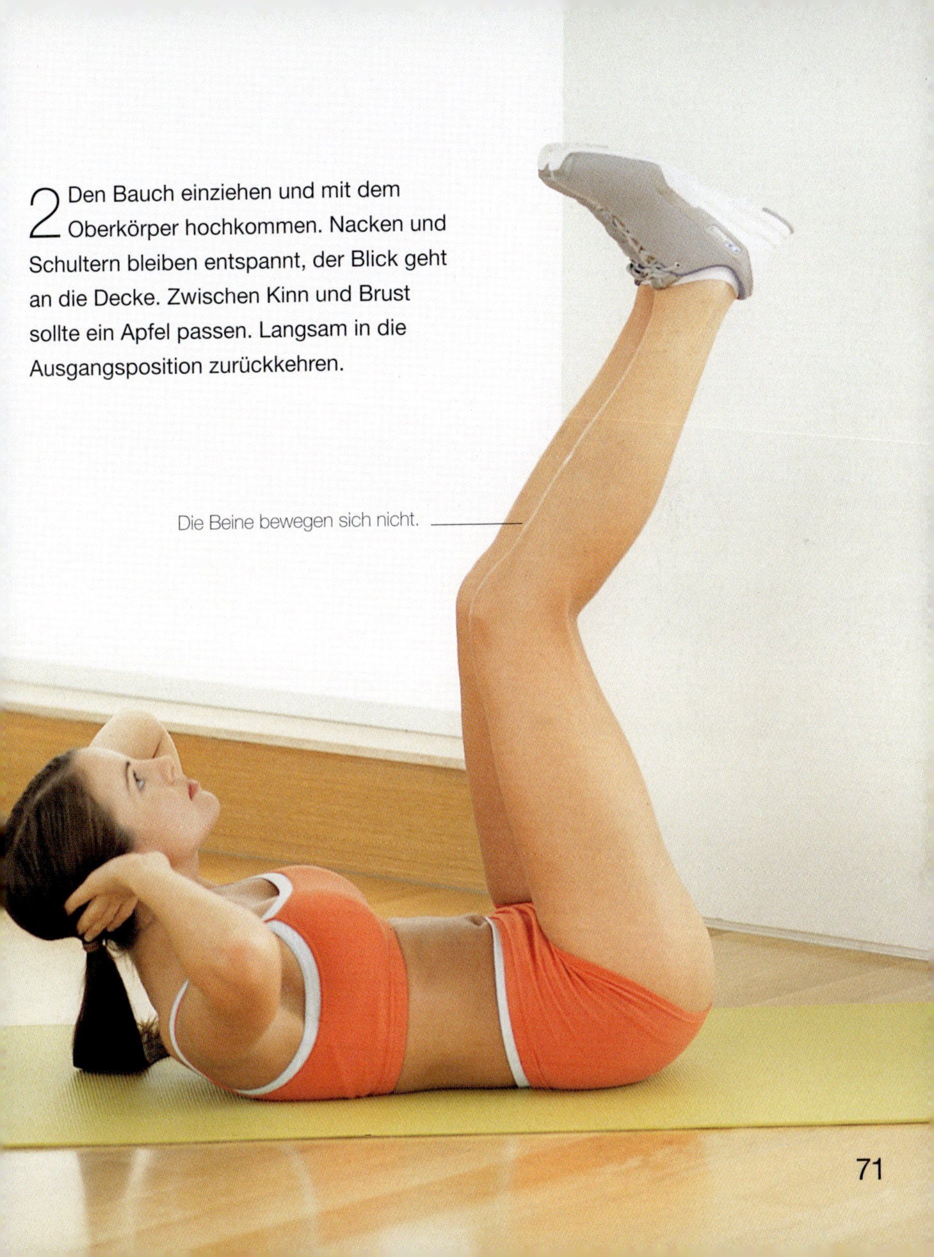

power-ausfallschritt

Für diese Übung brauchen Sie wirklich Power! Der schwungvolle Schritt zurück trainiert zahlreiche Muskelgruppen und führt zu straffen, schlanken Beinen.

Level ① 15 Ausfallschritte pro Bein

Level ② 30 Ausfallschritte pro Bein

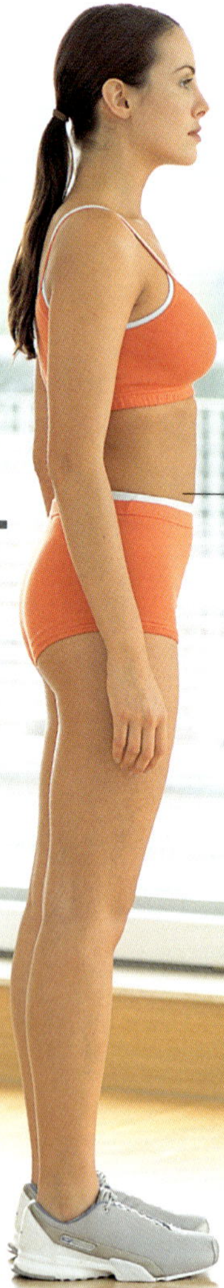

Der Rücken ist gerade, der Bauch eingezogen.

1 Die Beine schließen, die Arme hängen seitlich locker herab. Der Kopf bleibt gerade, der Blick geht geradeaus.

2 Einen großen Schritt nach vorn machen und dabei in die Hocke gehen. Das vordere Knie darf nicht über die Zehen hinausragen. Sich kräftig mit der vorderen Ferse vom Boden abstoßen und zurück in die Ausgangsposition springen. Alle Ausfallschritte mit einem Bein machen und die Übung dann auf der anderen Seite wiederholen.

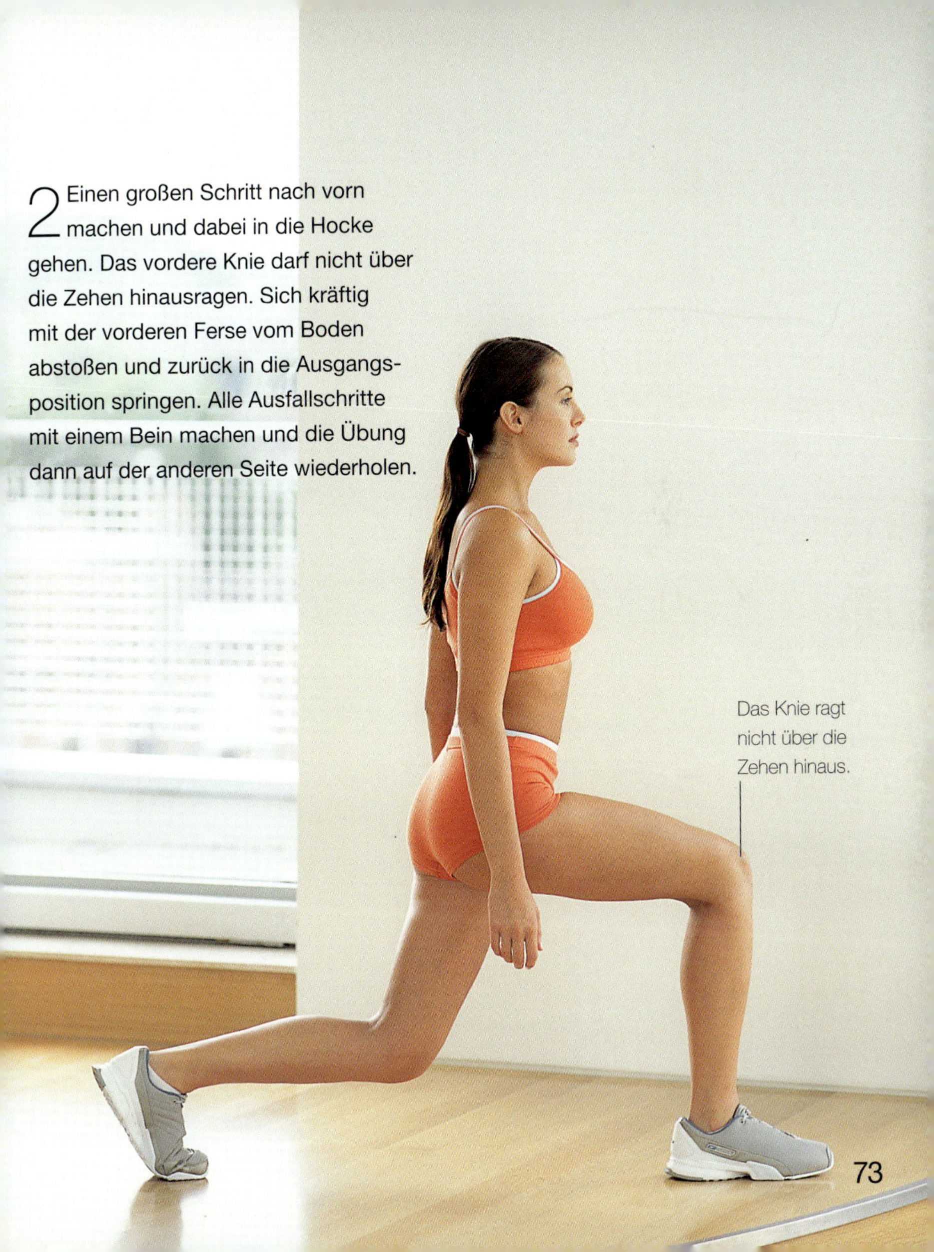

bauch-basics

Seit ich die Workouts mache, hat sich meine Haltung verbessert. Trotzdem mache ich am Schreibtisch immer noch einen Buckel. Wie kann ich meine Bauchmuskeln auch im Sitzen trainieren?

Die folgende Übung können Sie auch im Büro am Schreibtisch machen, und zwar jedes Mal, wenn Sie an Ihre Haltung denken. Sie sorgt für eine gerade Stellung der Wirbelsäule und hindert die Eingeweide daran, Ihren Bauch »auszuleiern«. Ziehen Sie sanft den Bauch ein, so als wollten Sie den Bauchnabel an die Wirbelsäule ziehen. Gleichzeitig das Kinn anziehen. Stellen Sie sich vor, ein unsichtbarer Faden würde Ihren Scheitel mit der Decke verbinden. Die Schulterpartie entspannen.

Mein Bauch ist zwar schön flach, schwabbelt aber ein bisschen beim Laufen und Springen. Muss ich damit leben oder kann ich ihn straffen?

Um den Bauchspeck verschwinden zu lassen, müssen Sie den gesamten Körperfettanteil reduzieren, indem Sie trainieren und gesund essen. Haben Sie eher eine apfelförmige Figur, dann neigen Sie von Natur aus dazu, am Bauch zuzunehmen. Sind Sie dagegen der birnenförmige Typ, legen Sie eher an der Hüfte und den Schenkeln zu. Doch egal, welche Veranlagung Sie haben: Wenn es Ihnen gelingt, den Körperfettanteil zu reduzieren, werden Sie sich gleich wesentlich wohler fühlen.

Seit ich Sport treibe, schlafe ich viel besser. Warum?

Die meisten Menschen sitzen den ganzen Tag über am Schreibtisch und starren in ihren Computer. Kein Wunder, dass das Gehirn nachts erschöpft, aber der Körper unterfordert ist – eine unruhige Nacht ist gewissermaßen vorprogrammiert. Sport gleicht dieses Missverhältnis aus, beugt Verspannungen vor und hilft dabei, generell zu relaxen. Wahrscheinlich schlafen Sie nicht nur besser, sondern sind auch besserer Laune. Das liegt daran, dass während des Trainings Glückshormone (Endorphine) ausgeschüttet werden.

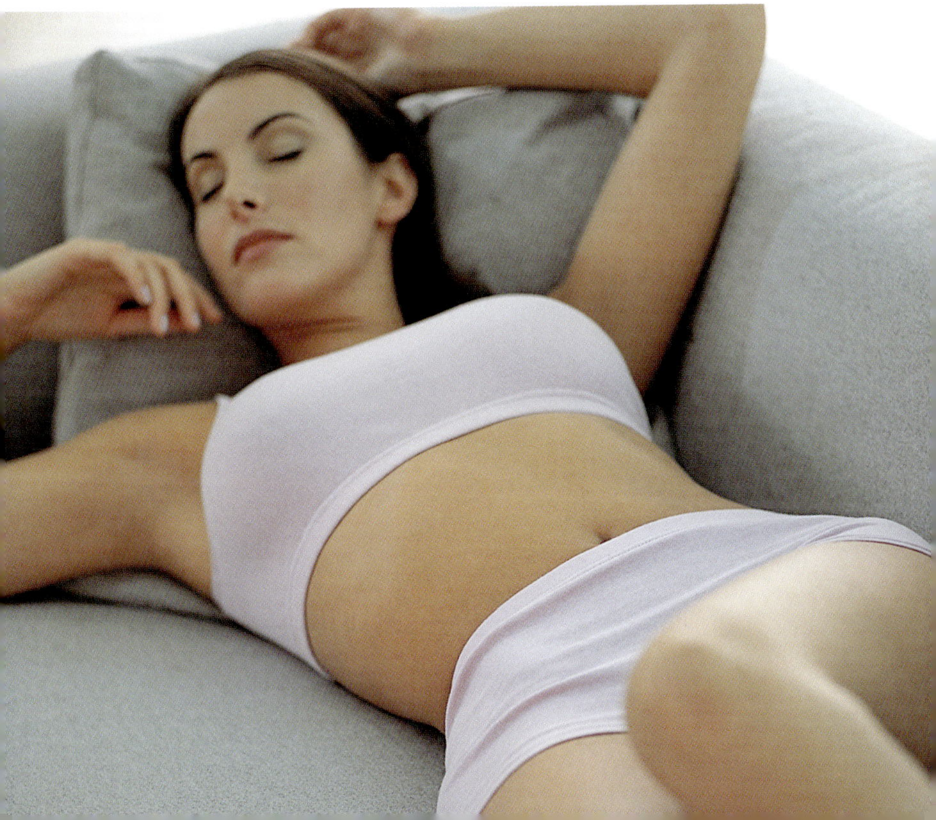

schräge bauchpressen

Bei dieser Variante winkeln Sie die Knie an und strecken die Beine hoch. Um das Gleichgewicht nicht zu verlieren, müssen Sie die Bauchmuskeln noch mehr anspannen. Um das Meiste aus der Übung herauszuholen, nicht mit den Beinen wackeln.

Level ① 20 Mal schräge Bauchpressen

Level ② 40 Mal schräge Bauchpressen

1 Legen Sie sich auf den Rücken. Die Beine schließen und so anwinkeln, dass die Unterschenkel parallel zum Boden zeigen. Die Bauchmuskeln einziehen und den Rücken in den Boden drücken. Die Hände befinden sich neben den Ohren.

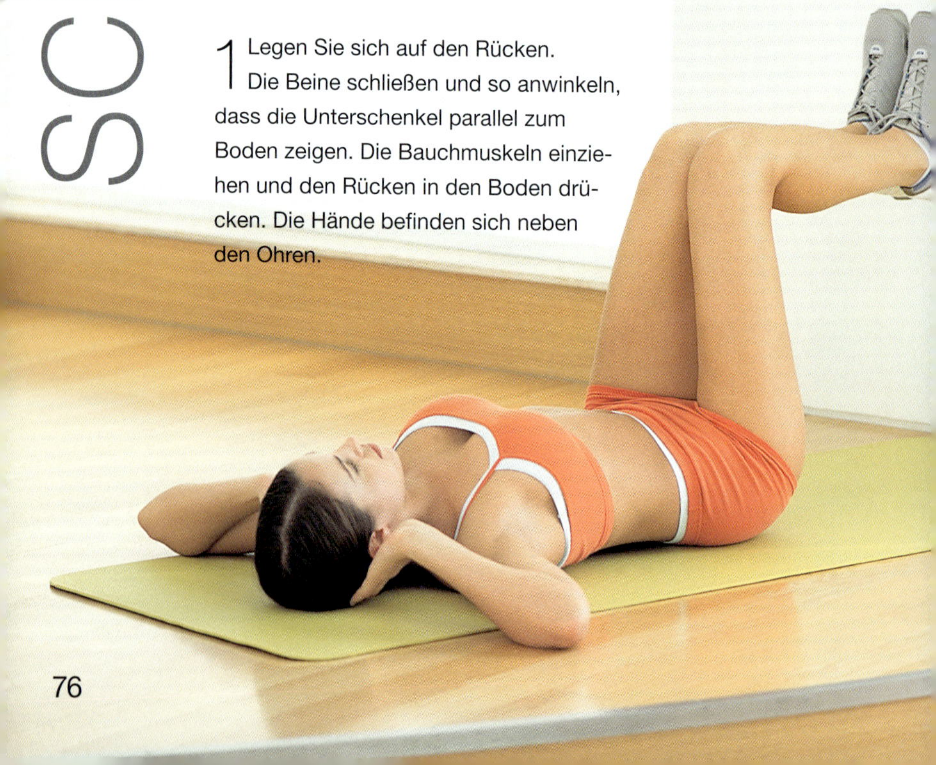

2 Ellbogen und Schulter zum gegenüberliegenden Knie bringen. In die Ausgangsposition zurückkehren. Das nächste Bauchpressen mit dem anderen Ellbogen wiederholen und die Übung im Wechsel absolvieren.

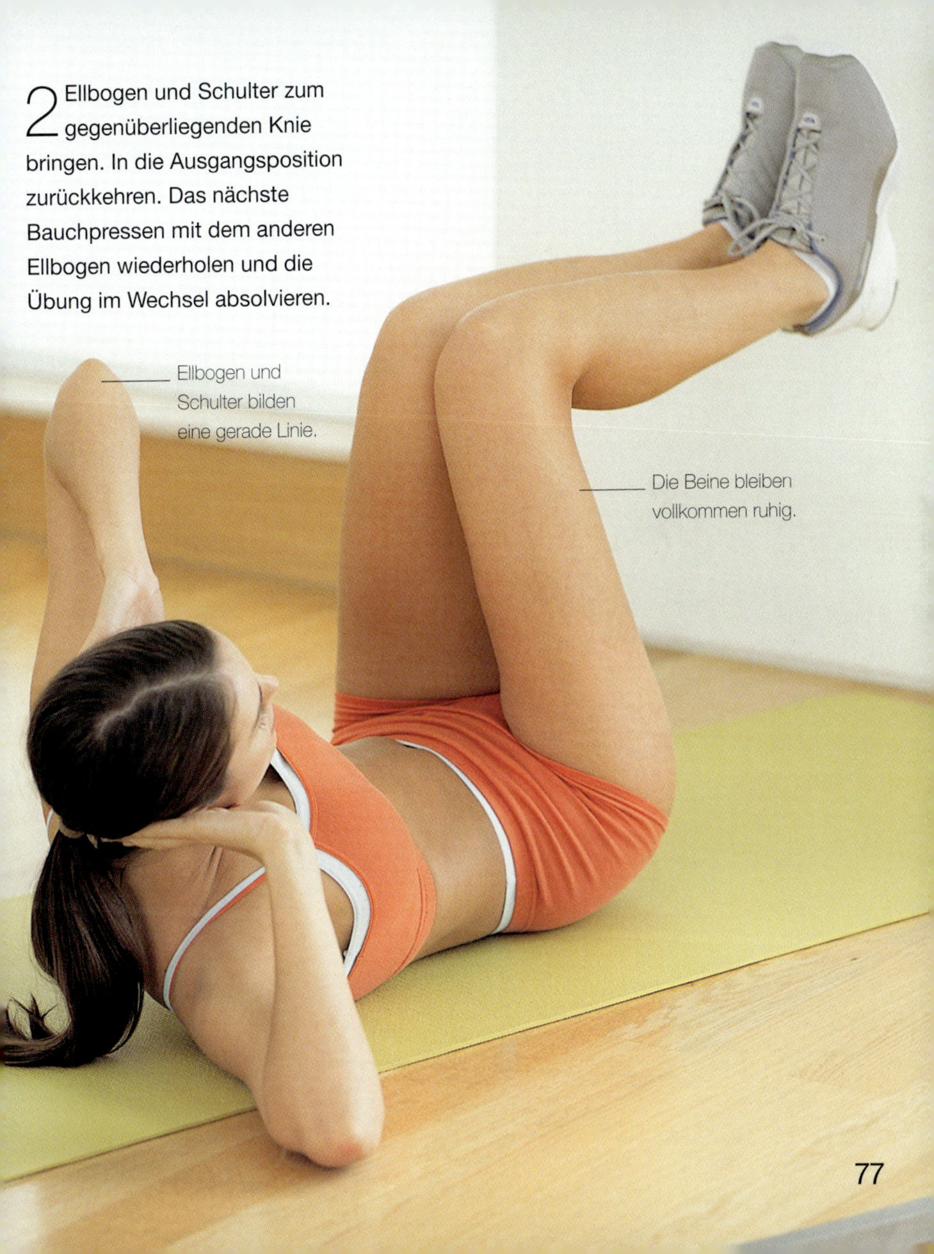
Ellbogen und Schulter bilden eine gerade Linie.
Die Beine bleiben vollkommen ruhig.

po-lift

auf allen vieren

Der Po-Lift kräftigt den Po und lässt ihn kleiner und straffer aussehen. Um den Trainingseffekt zu intensivieren, sollten Sie die Zehenspitzen anziehen und die Bauchmuskeln anspannen.

Level ① 30 Po-Lifts pro Bein

Level ② 40 Po-Lifts pro Bein

1 Auf alle viere gehen, die Hände vor dem Körper verschränken. Der Rücken bleibt gerade.

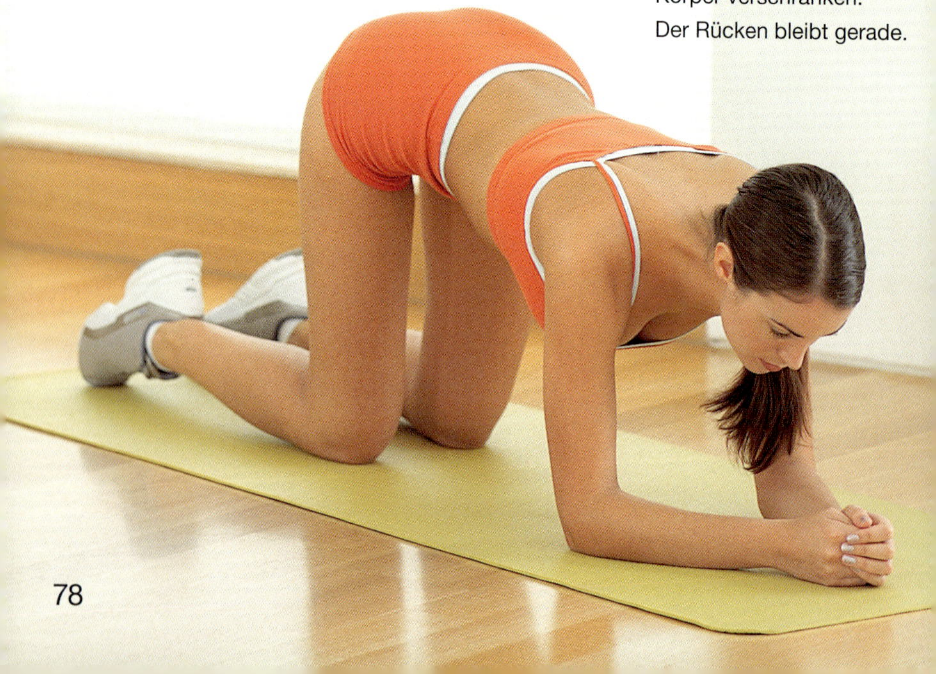

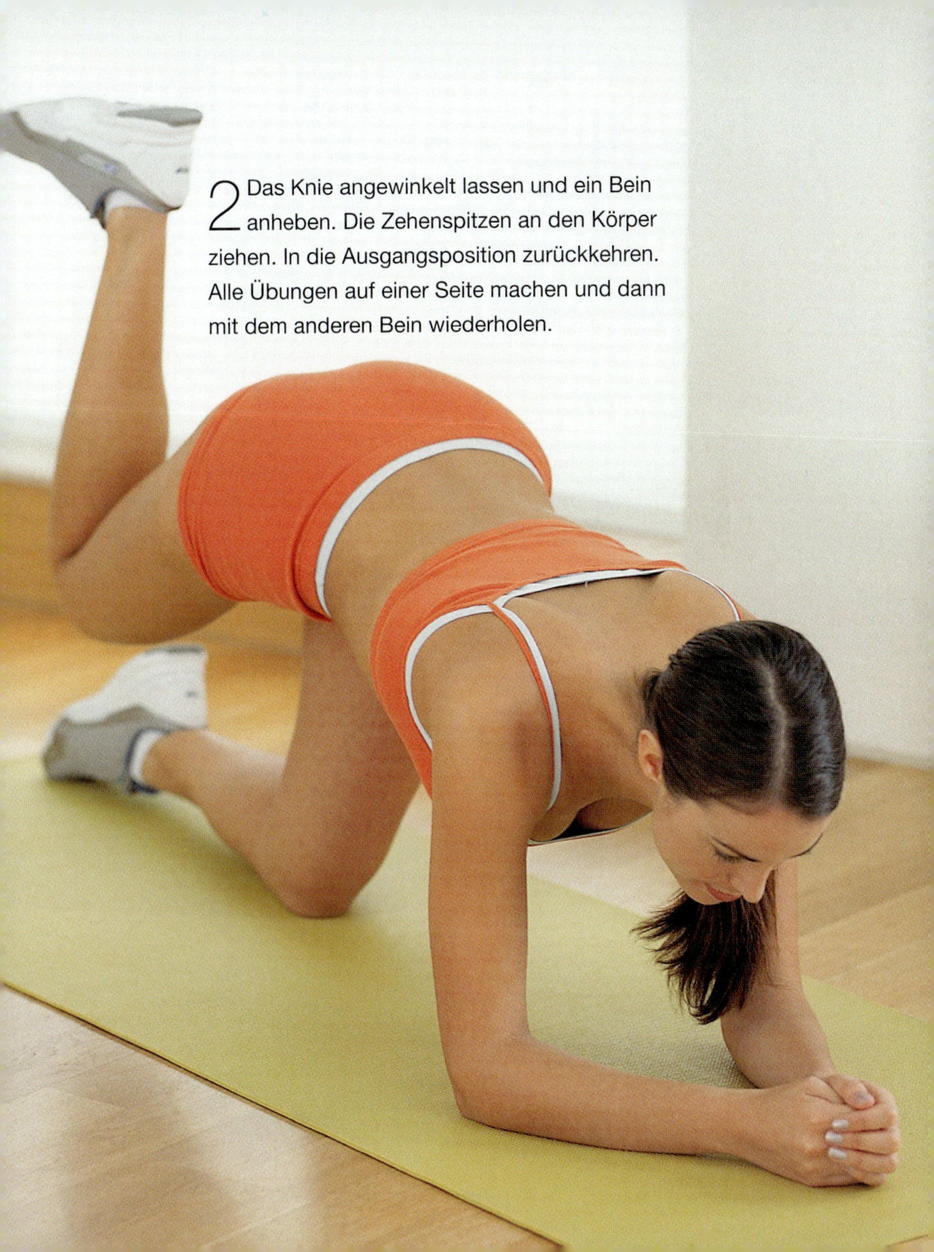

2 Das Knie angewinkelt lassen und ein Bein anheben. Die Zehenspitzen an den Körper ziehen. In die Ausgangsposition zurückkehren. Alle Übungen auf einer Seite machen und dann mit dem anderen Bein wiederholen.

überkreuzte bauchpressen

Bei dieser Variante werden Ellbogen und Knie ganz nah zusammengebracht, um eine schöne Taille zu formen. Auf eine korrekte Ausführung achten: Die Schulter muss sich vom Boden lösen.

Level ① 15 Bauchpressen pro Seite

Level ② 25 Bauchpressen pro Seite

1 Legen Sie sich auf den Rücken. Ein Bein aufstellen und das andere angewinkelt an den Körper ziehen, sodass Oberschenkel und Boden einen rechten Winkel bilden. Die Hände befinden sich neben den Ohren, beide Schultern berühren den Boden.

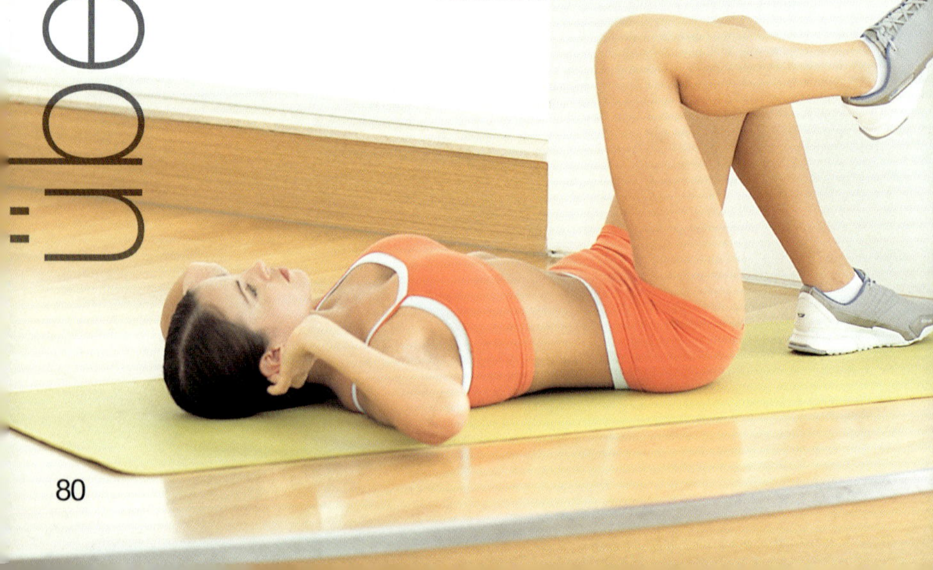

2 Den Bauchnabel in Richtung Wirbelsäule ziehen und eine Schulter sowie den Ellbogen zum gegenüberliegenden Knie bringen. Die Hüfte bleibt am Boden. Langsam in die Ausgangsposition zurückkehren. Die geforderte Anzahl Wiederholungen absolvieren und die Übung danach auf der anderen Seite wiederholen.

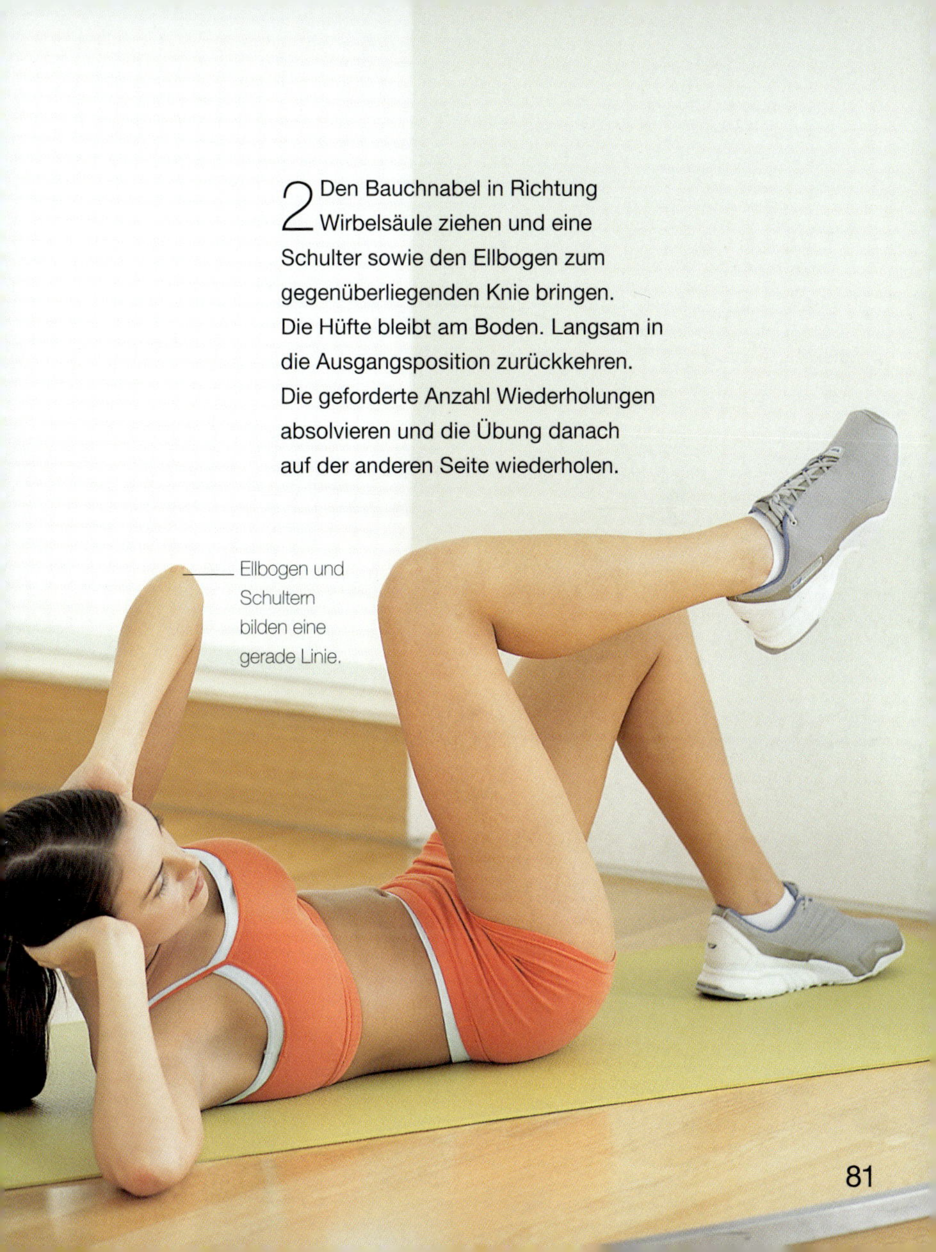

Ellbogen und Schultern bilden eine gerade Linie.

Durch die Workouts bekommt Ihr Körper eine Art natürliches »Korsett«. Je härter Sie trainieren, desto enger zurren Sie es. Die Wespentaille ist garantiert – und das ganz ohne Ohnmachtsanfälle!

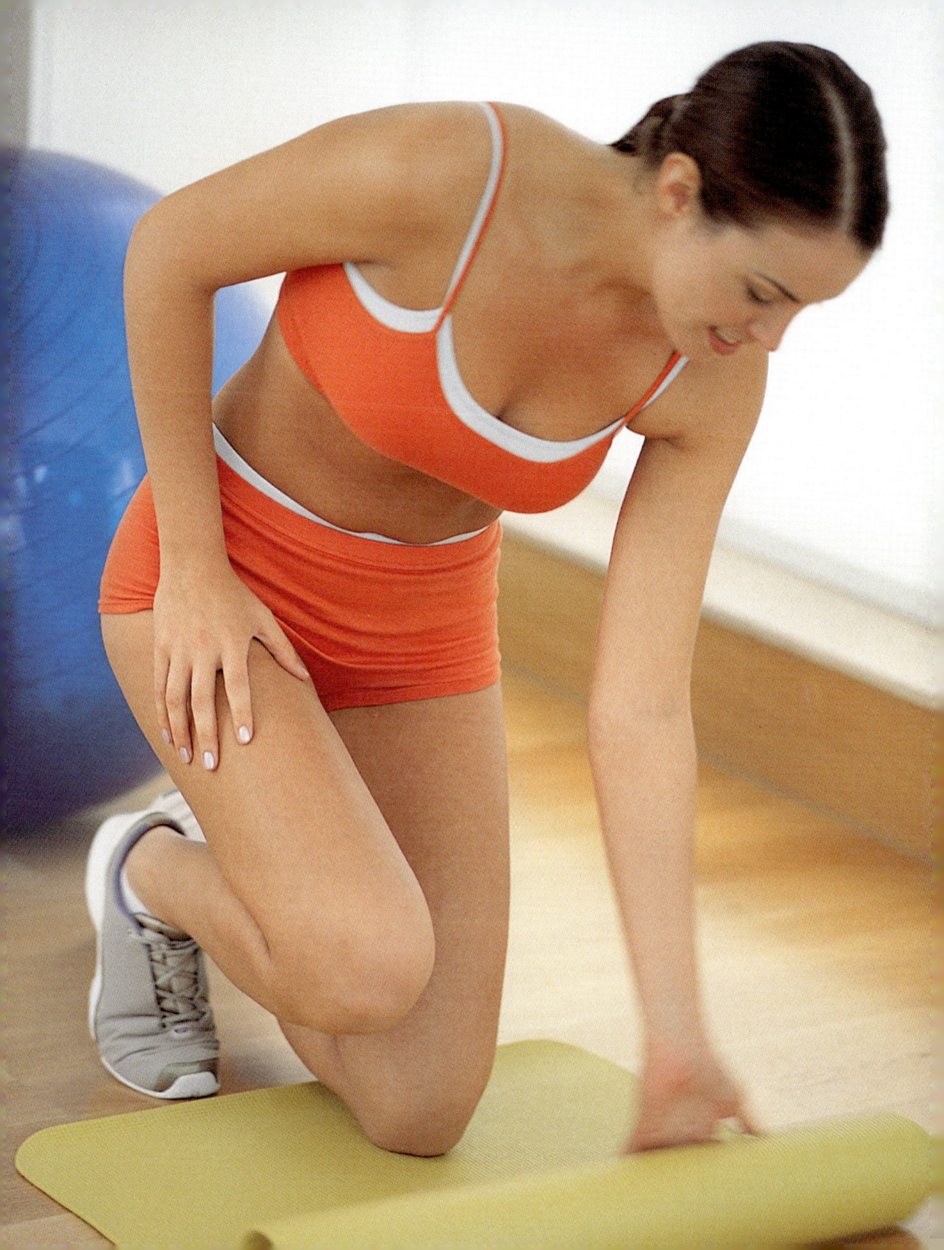

squats mit ball

Wenn Sie mit dem Sitzball trainieren, können Sie Ihr Körpergewicht noch mehr auf die Fersen verlagern. Das beansprucht die Oberschenkelinnenseiten sowie den Po.

Level ① 30 Squats

Level ② 40 Squats

1 Einen Sitzball zwischen unteren bzw. mittleren Rücken und Wand klemmen. Den Bauch einziehen. Der Rücken bleibt gerade und die Arme hängen seitlich locker herab.

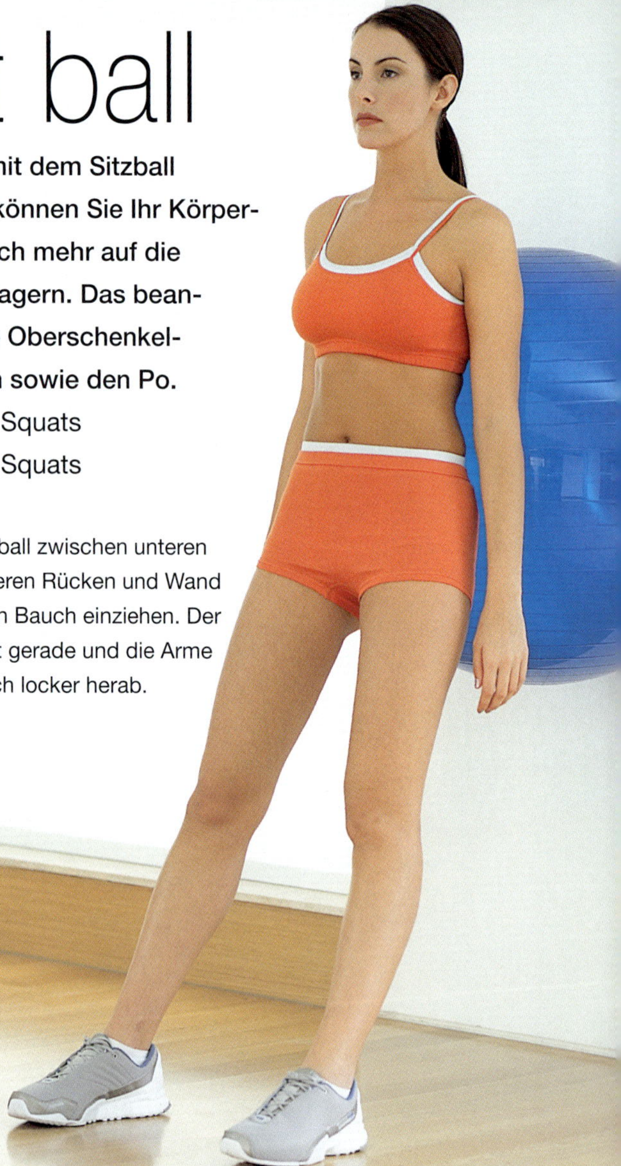

2 So tief in die Hocke gehen, dass die Oberschenkel parallel zum Boden zeigen. Sich langsam wieder hochstemmen und in die Ausgangsposition zurückkehren.

Workout wiederholen

Wenn Sie alle Squats absolviert haben, blättern Sie auf Seite 54 zurück und wiederholen alle Übungen in genau derselben Reihenfolge. Haben Sie die Squats zum zweiten Mal absolviert, fahren Sie mit den Dehnübungen auf den nächsten Seiten fort.

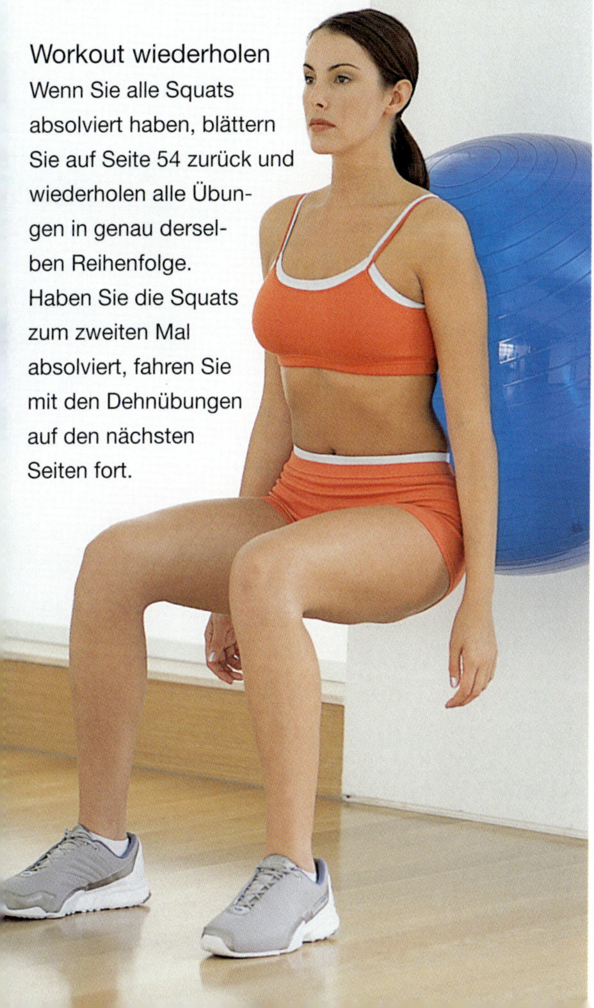

variation

Schluss mit dem Zittern

Das ist die letzte Übung dieses Workouts. Beim zweiten Durchgang werden die Muskeln ermüden. Wenn Ihre Beine zu zittern beginnen, dann schütteln Sie sie und gehen Sie ein wenig auf und ab, bevor Sie mit den Dehnübungen fortfahren.

So geht's leichter

Fällt Ihnen der Squat mit Ball zu schwer, gehen Sie einfach nicht ganz so tief in die Hocke. Mit ein bisschen Übung kommen Sie mit jedem Mal ein Stückchen tiefer.

wichtige dehnübungen

Das zweite Workout endet genauso wie das erste – mit einer Reihe von Dehnübungen. Sie beugen Verkrampfungen und Muskelkater vor und machen gelenkig.

1 Hüftbeuger

Knien Sie sich hin. Einen Fuß nach vorn nehmen, das andere Knie bleibt am Boden. Die Hände auf das vordere Knie stützen. Das hintere Bein nach hinten strecken. Die Dehnung in der Hüfte spüren. Position 10–12 Sekunden halten und die Übung mit dem anderen Bein wiederholen.

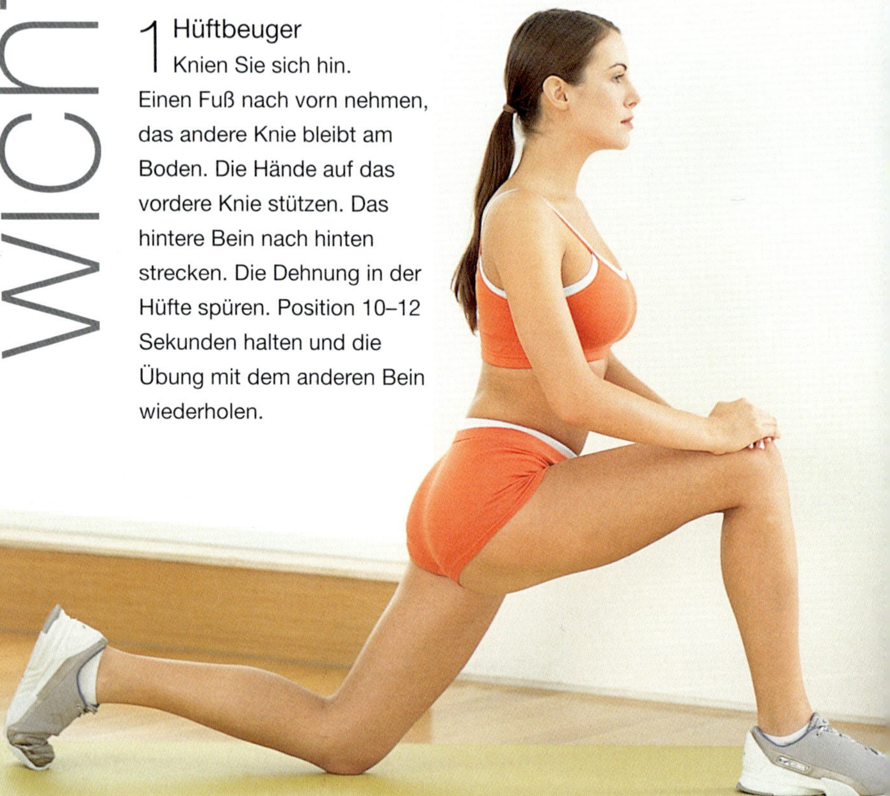

2 Waden

Die Beine schließen, dann mit einem Fuß einen Ausfallschritt nach hinten machen. Das vordere Knie ist leicht gebeugt. Die hintere Ferse fest in den Boden drücken. Der Rücken ist gerade, die Füße zeigen nach vorn. Position 20 Sekunden lang halten. Die Übung drei Mal wiederholen und dann mit dem anderen Bein absolvieren.

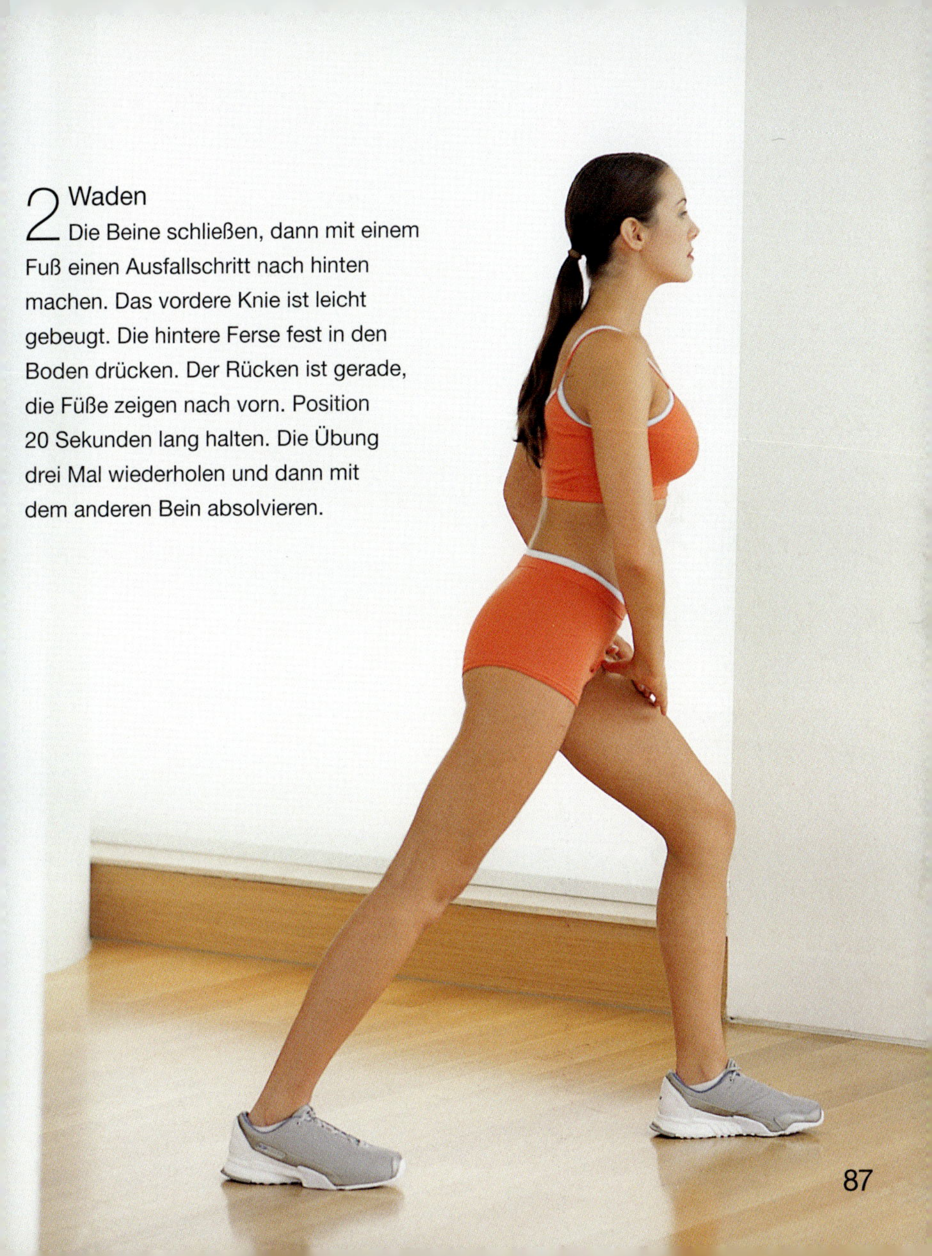

3 Unterer Rücken

Sich auf den Rücken legen und die Knie an die Brust ziehen, bis Sie die Dehnung im unteren Rücken spüren. Position 10 Sekunden lang halten, dann wieder in die Ausgangsposition zurückkehren.

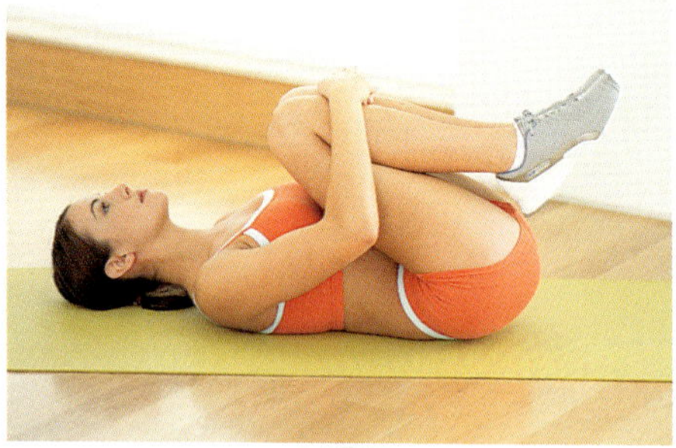

4 Wirbelsäule

Auf dem Rücken liegen bleiben, die Arme auf Schulterhöhe zur Seite strecken. Beide Beine anwinkeln und die Knie auf eine Seite fallen lassen, sodass ein Knie den Boden berührt. Die Schulterblätter bleiben am Boden. Die Dehnung nicht forcieren und 15 Sekunden so verharren, dann langsam in die Ausgangsposition zurückkehren. Die Übung auf der anderen Seite wiederholen.

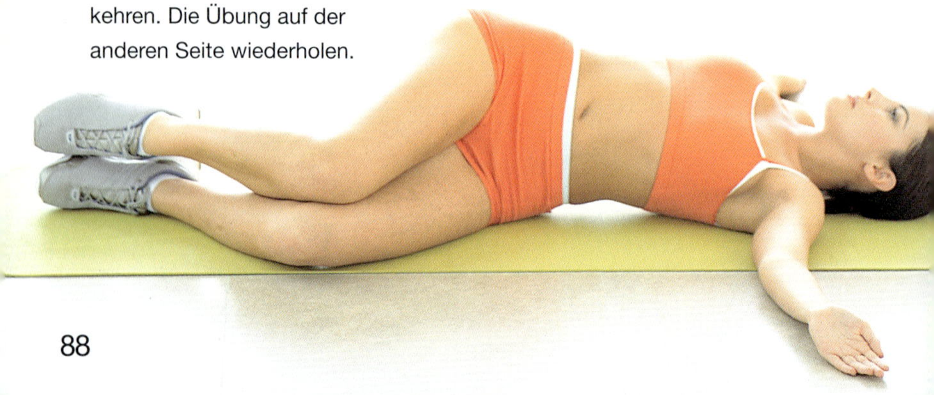

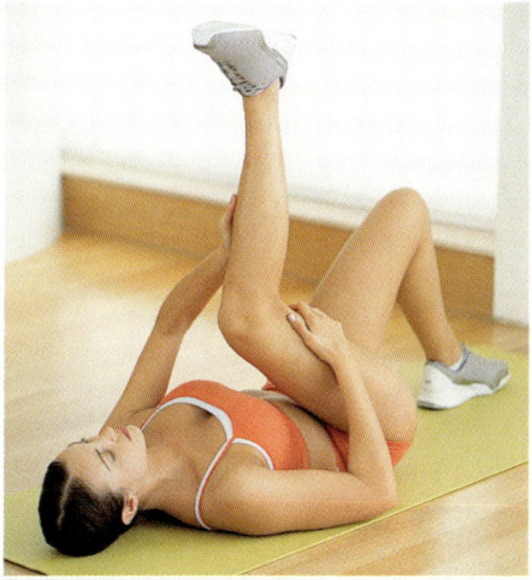

5 Schenkelbeuger

Sich auf den Rücken legen. Das linke Bein aufstellen und das rechte an der Oberschenkelrückseite sowie an der Wade fassen und an den Körper ziehen. Das Bein dabei so gestreckt wie möglich lassen. Die Muskeln 10 Sekunden lang dehnen und die Übung mit dem anderen Bein wiederholen.

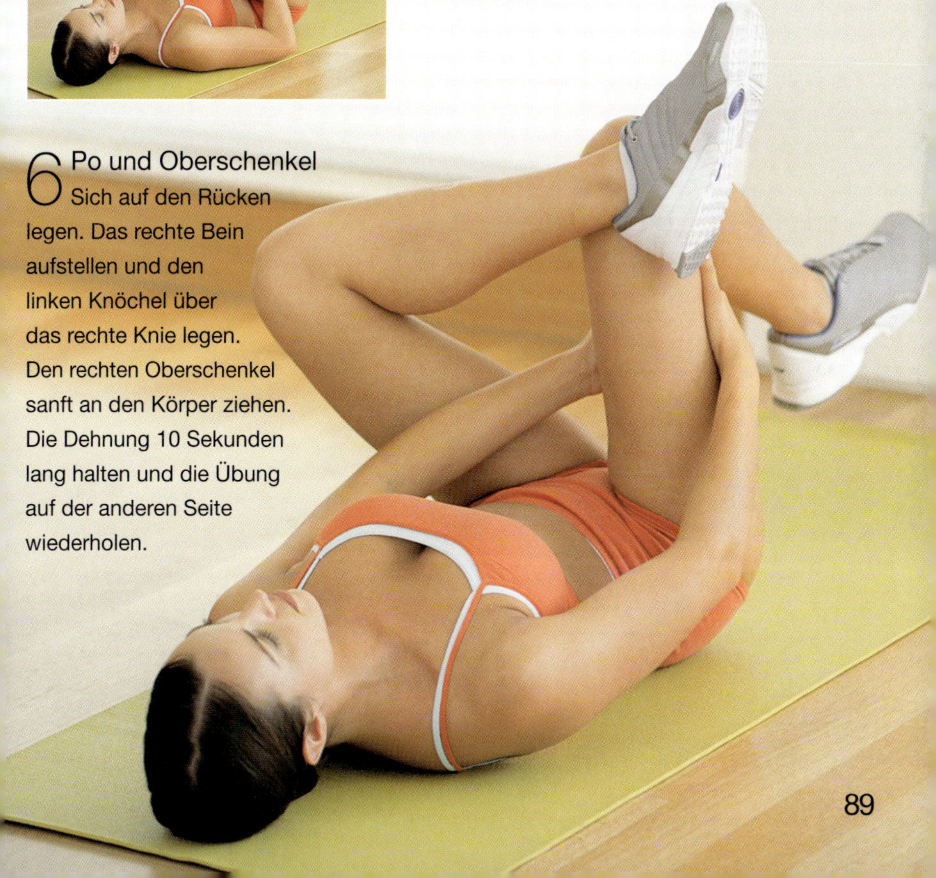

6 Po und Oberschenkel

Sich auf den Rücken legen. Das rechte Bein aufstellen und den linken Knöchel über das rechte Knie legen. Den rechten Oberschenkel sanft an den Körper ziehen. Die Dehnung 10 Sekunden lang halten und die Übung auf der anderen Seite wiederholen.

in form bleiben

Was kann ich tun, damit mein Bauch flach bleibt?

Nun, die gute Nachricht ist, dass es wesentlich leichter ist, einen flachen Bauch zu behalten als einen flachen Bauch zu bekommen. Achten Sie auf Ihren Trainingslevel. Wenn Sie mit Level ① begonnen haben, sollten Sie mit Level ② weitermachen. Trainieren Sie bereits auf Level ②, sollten Sie jedes Workout zwei Mal wiederholen, also insgesamt drei Mal absolvieren.

Wird mein Po größer, wenn ich weiter trainiere?

Nur, wenn Sie mit Gewichten trainieren oder viele Step-Kurse besuchen. Wenn Sie nur jeden zweiten Tag trainieren, wie eingangs von mir empfohlen, dann behalten Sie Ihre straffen Muskeln, ohne an Muskelmasse zuzulegen. Es gibt für alles ein richtiges Maß!

Wie bringe ich Abwechslung in mein Training?

Am besten, Sie variieren Ihr Aufwärmtraining. Anstatt zu walken oder zu laufen, können Sie es auch mit Schwimmen oder Radfahren probieren. Vielleicht überreden Sie ja eine Freundin zum Mitmachen – ein Fitness-Partner motiviert ungeheuer und hilft auch über schwierige Phasen hinweg. Und wenn Sie es sich leisten können, ist es bestimmt nicht verkehrt, einen Personal Trainer anzuheuern!

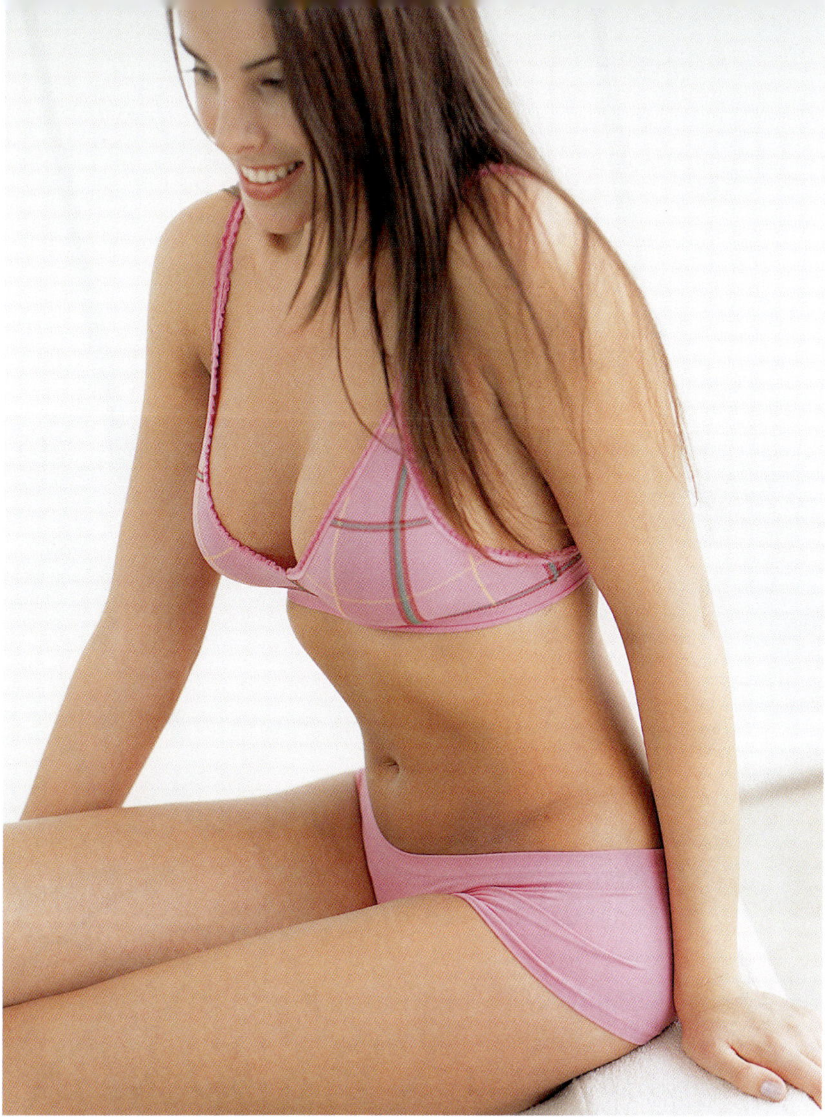

nützliche informationen

Welcher Fitness-Level?

Bevor Sie mit dem Workout beginnen, sollten Sie Ihren Fitness-Level kennen – ① oder ②. Wenn Sie gerade kaum oder gar keinen Sport treiben, beginnen Sie mit Level ①. Wenn Sie bereits drei Mal die Woche eine halbe Stunde aerobisch trainieren, beginnen Sie mit Level ②. Bewältigen Sie Level ① mühelos, machen Sie mit Level ② weiter. Fühlen Sie sich selbst dann irgendwann unterfordert, dann wiederholen Sie jedes Workout drei statt nur zwei Mal.

Wie oft trainieren?

Versuchen Sie jedes Workout zwei Mal die Woche zu absolvieren, am besten abwechselnd.

Was Sie brauchen

Ich habe die Workouts so konzipiert, dass Sie sie ganz einfach zu Hause machen können – ob auf dem Teppichboden oder auf Parkett, ist dabei völlig egal. Damit Sie nicht ausrutschen, empfehle ich eine Gymnastikunterlage. Was Sie allerdings unbedingt brauchen, ist ein Sitzball. Diese Dinger sind einfach großartig: Mit ihnen machen die Übungen nicht nur doppelt so viel Spaß, sondern sie trainieren gleichzeitig auch den Gleichgewichtssinn und formen die Muskeln. Sitzbälle gibt es in drei verschiedenen Größen. Für welche Sie sich entscheiden, hängt von Ihrer Körpergröße sowie von Ihrem Gewicht ab. Die mittlere Größe ist für die meisten Frauen geeignet. Sind Sie jedoch kleiner als 1,55 m, sollten Sie zur kleinsten Größe greifen. Sitzbälle gibt es im Sportfachgeschäft, aber auch in vielen Kaufhäusern. Sollten Sie Probleme haben, einen aufzutreiben, hier einige Bezugsquellen:

Bezugsquellen von Sitzbällen:

Gibt es in Ihrer Nähe kein Geschäft, das Sitzbälle führt, können Sie sie bei folgenden Adressen bestellen:

Medi Sport
Laufertorgraben 6
90489 Nürnberg
Tel.: 0911/53 89 39
Fax: 0911/53 29 37
E-Mail: info@medi-sport.de
Internet: www.medi-sport.de

Walter Weber GmbH Sport & Gerätetechnik
Welser Straße 10b
51149 Köln
Tel.: 0 22 03/3 27 27
Fax: 0 22 03/30 10 70
www.wawe-gmbh.de

www.sport-tiedje.de
Tel.: 0800/99 77 999

SpoMess – Sportgeräte & Messtechnik
Dr.-Kaufmann Str. 27
67098 Bad Dürkheim
Tel.: 0 63 22/7 91 06 50
www.spomess.de

register

A
Abnehmen *21, 36*
Aerobisches Training *49*
Aerobisches Aufwärmtraining *12, 52*
Apfelförmiger Körper *74*
Atmung *15*
Ausfallschritte: nach vorn *60f.*
  einfacher Ausfallschritt *38f.*
Austrocknen *15, 49*

B
Bälle *siehe* Sitzbälle
Bauchpressen *30f.*
Bauchpressen, umgekehrtes *70f.*
Beckenheben mit Ball *24f.*
Becken-Lift mit Ball *26f.*
Beinbeugen mit Ball *22f.*
Birnenförmige Figur *20, 74*
Blutzuckerspiegel *37, 59*
Brücke
  Brücke, einfache *40f.*
  Brücke mit Bein anheben *62f.*
  Brücke zur Seite *56f.*
  Super-Brücke zur Seite *68f.*

C
Core-Kraft *20*
Cross-Trainer *49, 57*

D
Dehnübungen *44f., 86f.*
  Hüftbeuger *44, 86*
  Po und Oberschenkel *47, 89*
  Schenkelbeuger *47, 89*
  Unterer Rücken *46, 88*
  Waden *45, 87*
  Wirbelsäule *46, 88*
Diät *48, 58f.*
  Abnehmen *21, 36*
  Weizenallergie *36*
Dick werden *57, 90*

E
Endorphine *75*
Entgiften *41*

F
Fett: Zellulitis *41*
  Bauchspeck *74*

G
Gehen, schnelles *12, 49, 52, 57*
Grundumsatz *58*

H
Haltung *74*
Hüftbeuger, Dehnübung *44, 86*

J
Jump-Squats *54f.*

K
Kalorien *36, 58*
Klappmesser *18f.*
Knieheben *33*
Kohlenhydrate *58, 59*
Kurse *48*

L
Laufen *12, 20, 52*

N
Naschen *58*

P
Pausen *15*
Po:
  Dehnübung für Po und Oberschenkel *47, 89*
  Po-Lift auf allen vieren *78f.*
  Po-Lift in Bauchlage *16f.*
  Widerstandstraining *20*
Puls *32, 64*

R
Radfahren *90*
Rücken, Dehnübung für den unteren Rücken *46, 88*

S
Schlaf *75*
Schnelles Gehen *12, 52*
Schräge Bauchmuskeln:
  Schräge Bauchpressen *34f.*
Schwimmen *49, 57, 90*
Seitenstechen vermeiden *49*
Sitzbälle *92f.*
  Becken-Lift mit Ball *26f.*
  Beckenheben mit Ball *24f.*
  Beinbeugen mit Ball *22f.*
  Schräge Bauchpressen *34f.*
  Squats mit Ball *84f.*
Squats:
  Jump-Squats *54f.*
  Squat an der Wand *14f.*
  Squats mit Ball *84f.*
Stepper *57*
Step-ups:
  Einfache Step-ups *32f.*
  mit Knieheben *33*
  Step-ups zur Seite *64f.*

T
Taille, Übungen für die *20*

U
Umgekehrtes Bauchpressen *70f.*

W
Waden, Dehnübung für die Waden *45, 87*
Wasser trinken *15, 49, 67*
Weizenallergie *36*
Widerstandstraining *20*
Wirbelsäule, Dehnübung *46, 88*

Z
Zellulitis *41*
Zittern *85*
Zucker *37, 58*

dank

dank des autors

Danke an alle, die mir bei der Arbeit an diesem Buch geholfen haben – es sind so viele, dass ich sie unmöglich alle aufzählen kann. Mein besonderer Dank gilt Michael, Tracy und Anna von Dorling Kindersley. Ich danke Russell für seine großartigen Fotos und meinem Team, insbesondere Nik, Richard, Jason, Ayo und Alan sowie meinem Bruder Jon. Mehr über Matt Roberts Personal Training erfahren Sie bei:

matt roberts personal training
32–34 Jermyn Street
London SW1Y 6HS
Tel.: 020 7439 8800
www.personaltrainer.uk.com

dank des verlags

Wir danken den Models Janine Newberry und Kirsty Spence von ModelPlan sowie Nessie bei ModelPlan; Matts Trainer-Team Nik Cook, George Dick, Jason Hughes, Ayo Williams und Alan Foley; Toko bei Hers und Cor Kwakernaak für Haare und Make-up; der Stylistin Jo Atkins-Hughes sowie der Assistentin des Fotografen Nina Duncan. Danke auch an Reebok, die uns freundlicherweise sämtliche Turnschuhe zur Verfügung gestellt haben, sowie Agoy für die Gymnastikmatten.

der autor

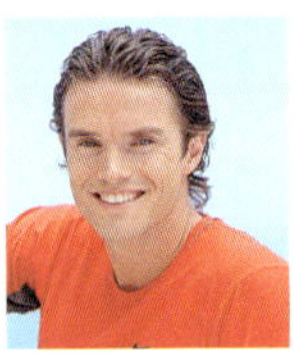

Matt Roberts, Englands gefragtester Personal Trainer, begann seine Karriere als Sprinter. Danach komplettierte er seine Ausbildung durch ein Studium am American Council for Exercise sowie am American College of Sports Medicine.

Besser bekannt als Trainer der Stars hat Matt Berühmtheiten wie Sandra Bullock, Trudie Styler, Mel C., Natalie Imbruglia, Naomi Campbell, Tom Ford, John Galliano sowie Faye Dunaway trainiert. Mit derselben Sorgfalt widmet sich Matt auch seinen weniger prominenten Kunden und hilft ihnen dabei, ihre Fitness-Ziele zu erreichen.